消化系统疾病临床治疗实践

主编 刘霞 李清 武亮亮 席婷

孙艳 王雪莲 赵珉

上海科学普及出版社

图书在版编目（CIP）数据

消化系统疾病临床治疗实践／刘霞等主编.—上海：上海科学普及出版社，2022.12
ISBN 978-7-5427-8338-7

Ⅰ.①消… Ⅱ.①刘… Ⅲ.①消化系统疾病－诊疗 Ⅳ.①R57

中国版本图书馆CIP数据核字（2022）第243628号

统　　筹　张善涛
责任编辑　陈星星　黄　鑫
整体设计　宗　宁

消化系统疾病临床治疗实践

主编　刘　霞　李　清　武亮亮　席　婷

孙　艳　王雪莲　赵　珉

上海科学普及出版社出版发行

（上海中山北路832号　邮政编码200070）

http://www.pspsh.com

各地新华书店经销　　山东麦德森文化传媒有限公司印刷

开本 710×1000 1/16　印张 13.5　插页 2　字数 242 000

2022年12月第1版　　2022年12月第1次印刷

ISBN 978-7-5427-8338-7　定价：128.00元

本书如有缺页、错装或坏损等严重质量问题

请向工厂联系调换

联系电话：0531-82601513

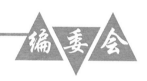

前言

消化系统是人体八大系统之一,其基本功能是负责食物的消化和吸收,提供机体所需的物质和能量,所以身体的健康与否跟自身的消化系统功能是否健全有直接的关系。消化系统包含食管、胃、肠、肝、胆、胰腺等脏器,涉及疾病种类繁多,且多为常见多发病,因而在内科临床实践中占有重要地位。随着近些年来基础医学和临床医学的发展进步,人们对消化系统疾病的认识进一步加深,新的诊断方法和治疗手段也不断涌现。医学知识的更新发展、医疗器械的开发应用,都对消化专业的临床医务工作者提出了更高的要求,因此,编著一本既准确实用又能反映消化系统疾病最新诊疗技术的专著显得尤为重要。于是,我们在参阅大量国内外最新、最权威的资料的基础上,组织有临床经验的专家们编写了《消化系统疾病临床治疗实践》一书。

本书从临床实用的角度出发,先简要论述了消化系统的结构与功能;然后对常见的食管疾病、胃部疾病、肠道疾病、肝脏疾病、胆道疾病、胰腺疾病做了全面阐述。本书内容丰富、全面,结构清晰、明确,吸收了国内外消化内科基础和临床进展的最新成果,充分体现了其先进性、科学性和可操作性,具有很强的实用性,有助于临床医师对疾病迅速做出正确的诊断和恰当的处理,可供消化内科医师借鉴与参考。

由于消化内科内容日新月异,加之编者们编写时间紧张、编写经验有限,在编写过程中难免存在局限性,书中疏漏甚或谬误之处,恳请广大读者见谅,并望批评指正。

《消化系统疾病临床治疗实践》编委会

2022 年 11 月

目 录 CONTENTS

第一章 消化系统的结构与功能

第一节 消化系统概述

消化系统包括消化道、各种消化腺及与消化活动有关的神经、体液调节,其结构见图 1-1。消化道为经口腔、咽喉、食管、胃、小肠、大肠直至直肠、肛门的连续性管道,其中位于 Treitz 韧带以上的食管、胃、十二指肠、空肠上段等消化管道以及肝、胰腺等消化腺及胆道、胰管等腺体导管称为上消化道,Treitz 韧带以下的消化管道称为下消化道。

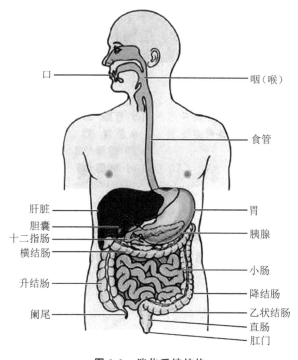

口 —————— 咽(喉)

食管

肝脏 —————— 胃
胆囊 —————— 胰腺
十二指肠
横结肠
升结肠 —————— 小肠
阑尾 —————— 降结肠
乙状结肠
直肠
肛门

图 1-1　消化系统结构

消化系统的功能是消化食物,吸收养料、水分和无机盐,并排出残渣(粪便)。消化包括物理性消化和化学性消化。物理性消化是指消化道对食物的机械作用,包括咀嚼、吞咽和各种形式的蠕动运动以磨碎食物,使消化液充分与食物混合,并推动食团或食糜下移等。化学性消化是指消化腺分泌的消化液对食物进行化学分解而言,如把蛋白质分解为氨基酸、淀粉分解为葡萄糖、脂肪分解为脂肪酸和甘油,这些分解后的营养物质被小肠(主要是空肠)吸收,进入血液和淋巴。通常这两种消化方式同时进行,相互配合。不能被消化和吸收的食物残渣,最终形成粪便,通过大肠排出体外。

消化腺可分为大消化腺和小消化腺,前者指大唾液腺、肝和胰,后者指唇腺、颊腺、舌腺、食管腺、胃腺和肠腺等。人每日由各种消化腺分泌的消化液总量达 $6\sim8$ L,消化液的主要功能为:①分解食物中的各种成分。②为各种消化酶提供适宜的 pH 环境。③保护消化道黏膜。④稀释食物,使其渗透压与血浆的渗透压相等。消化液的分泌包括从血液中摄取原料,在细胞内合成分泌物,以及将分泌物排出等一系列复杂的过程。腺细胞的分泌活动受神经、体液的调节。

消化道还具有内分泌功能,在消化道的黏膜下存在着数种内分泌细胞,合成和释放多种有生物活性的化学物质,统称为胃肠激素,如胰高血糖素、胰岛素、生长抑素等。胃肠激素的主要作用是调节消化器官的功能,也可对体内的其他器官功能产生广泛的影响。另外,一些肽类物质如胃泌素、胆囊收缩素、P 物质等,既存在于中枢神经系统,也在消化系统中存在,具有双重分布的特点,称为脑-肠肽。

第二节 食 管

食管是一个前后扁平的肌性管,是消化道各部中最狭窄的部分,依其行程可分为颈部、胸部和腹部三段(图 1-2)。

一、食管的狭窄部

食管全程有三处较狭窄:第一狭窄位于食管和咽的连接处;第二狭窄位于食管与左支气管交叉处;第三狭窄为穿经膈食管裂孔处,三个狭窄是食管异物易滞留和食管癌好发的部位。

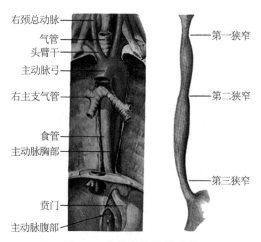

右颈总动脉
气管
头臂干
主动脉弓
右主支气管
食管
主动脉胸部
贲门
主动脉腹部

第一狭窄
第二狭窄
第三狭窄

图 1-2 食管结构及狭窄部

二、食管壁的结构

食管壁厚约 4 mm,具有消化管典型四层结构,食管壁从内到外由黏膜、黏膜下层、肌层和外膜组成,但缺乏浆膜层。食管外膜由疏松结缔组织构成。

三、食管的消化功能

食管有两大功能,即食团从口腔转运至胃和控制胃-食管反流。

第三节 胃

胃是消化管的最膨大部分,容量约 1 500 mL。大部分位于腹上部的左季肋区,上连食管,下续十二指肠。具有暂时贮存食物的功能,食物在胃内完成胃液的化学性消化及胃壁肌肉运动的机械性消化。

一、胃的形态和分部

胃上端与食管连接处是胃的入口叫贲门,下端连接十二指肠的出口叫幽门。贲门左侧食管末端左缘与胃底所形成的锐角称为贲门切迹。胃上缘凹向右上方叫胃小弯,其最低点弯度明显的折转处称角切迹,下缘凸向左下方叫胃大弯。胃分为四部,贲门附近的部分称贲门部,贲门平面以上向左上方膨出的部分叫胃底,胃底向下至角切迹处的中间部分称为胃体,胃体下界与幽门之间的部分叫幽门部。在幽门表面,由于幽门括约肌的存在,有一缩窄的环形沟,由幽门前静脉横过幽门前方,为幽门括约肌所在之处。在活体,幽门前方可见幽门前静脉,是手术时确认幽门的标志(图 1-3)。

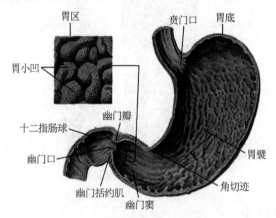

图 1-3　胃的形态及结构组成

胃的形态和位置,因体形不同而差异较大,根据活体 X 线钡餐透视,可将胃分成钩形胃、角型胃、长胃。

二、胃壁的结构

胃壁共分四层,自内向外依次为黏膜层、黏膜下层、肌层和浆膜层。

(一)黏膜层

胃黏膜柔软,血供丰富,呈橘红色,胃空虚时形成许多皱襞,充盈时变平坦。胃小弯、幽门部的黏膜较平滑,神经分布丰富,是酸性食糜必经之路,易受机械损伤及胃酸消化酶的作用,所以易发生溃疡。临床上,胃黏膜皱襞的改变,常表示有病变的发生。

(二)黏膜下层

由疏松结缔组织和弹力纤维组成,起缓冲作用。当胃扩张或蠕动时,黏膜可伴随这种活动而伸展或移位。此层含有较大的血管、神经丛和淋巴管。胃黏膜炎或黏膜癌时可经黏膜下层扩散。

(三)肌层

胃壁的肌层较厚,由三层平滑肌组成。外层为纵行肌,以大弯和小弯部分较发达;中层为环行肌,在贲门和幽门处变得很厚,形成贲门括约肌和幽门括约肌;内层为斜行肌,由贲门左侧沿胃底向胃体方向进行,以下渐渐分散变薄,以至不见。在环行肌与纵行肌之间,含有肌层神经丛。胃的各种生理运动主要靠肌层来完成。

(四)浆膜层

胃壁的浆膜层是胃的外膜,实际上是腹膜覆盖在胃表面的部分。其覆盖主要是在胃的前上面和后下面,并在胃小弯和胃大弯处分别组成小网膜和大网膜。

三、胃内的消化功能

(一)胃的分泌

胃黏膜是一个复杂的分泌器官,含有三种管状的外分泌腺细胞和多种内分泌细胞。贲门腺,为黏液腺,分泌黏液;幽门腺,分泌碱性黏液的腺体;泌酸腺,由壁细胞、主细胞和黏液颈细胞组成,分别分泌盐酸、胃蛋白酶原和黏液。胃液为酸性液体,主要含有盐酸,H^+ 的分泌是靠壁细胞顶膜上的质子泵实现的。选择性干扰胃壁细胞的 H^+/K^+-ATP 酶的药物已被用来有效地抑制胃酸分泌,成为一代新型的抗溃疡药物。

(二)胃液分泌的调节

胃液分泌受许多因素的影响,其中有的起兴奋性作用,有的则起抑制性作用。进食是胃液分泌的自然刺激物,它通过神经和体液因素调节胃液的分泌。

1.刺激胃酸分泌的物质

刺激胃酸分泌的有内源性物质、乙酰胆碱、胃泌素、组胺。

2.消化期的胃液分泌

进食后胃液分泌的机制,一般按接受食物刺激的部位,分成三个时期来分析,即头期、胃期和肠期。但必须注意,三个时期的划分是人为的,实际上三个时期几乎是同时开始的、相互重叠的。

(1)头期胃液分泌:头期的胃液分泌是由进食动作引起的,因其传入冲动均来自头部感受器(眼、耳、口腔、咽、食管等)称为头期。头期胃液分泌的量和酸度都很高,而胃蛋白酶的含量尤其高。资料表明,头期胃液分泌的大小与食欲有很大的关系。

(2)胃期胃液分泌:食物入胃后,对胃产生机械性和化学性刺激,继续引起胃液分泌,其主要途径为扩张刺激胃底、胃体部的感受器,通过迷走神经长反射和壁内神经丛的短反射,引起胃腺分泌;扩张刺激胃幽门部,通过壁内神经丛,作用于 G 细胞,引起胃泌素的释放;食物的化学成分直接作用于 G 细胞,引起胃泌素的释放。此期胃酸分泌的胃液酸度也很高,但胃蛋白酶含量却比头期分泌的胃液少。

(3)肠期胃液分泌:将食糜提取液、蛋白胨液由瘘管直接注入十二指肠内,也可引起胃液分泌的轻度增加,说明当食物离开胃进入小肠后,还有继续刺激胃液分泌的作用。机械扩张游离的空肠袢,胃液分泌也增加。肠期胃液分泌的量不大,大约占进食后胃液分泌总量的 1/10,这可能与食物在小肠内同时还产生许多对胃液起抑制性作用的分泌调节有关。

(4)胃液分泌的抑制性因素:正常消化期的胃液分泌还受到各种抑制性因素的调节,实际表现的胃液分泌正是兴奋和抑制性因素共同作用的结果。在消化期间内,抑制胃液分泌的因素除精神、情绪因素外,主要有盐酸、脂肪和高张溶液三种。

第四节　小　　肠

小肠可分为十二指肠、空肠和回肠三部分。小肠是进行消化和吸收的重要器官,小肠内消化是消化过程中最重要的阶段。在小肠内食糜受到胰液、胆汁和小肠液的化学性消化及小肠运动的机械性消化。食物通过小肠后,消化过程基本完成,许多营养物质也在这一部位吸收,未被消化的食物残渣则从小肠进入大肠。食物在小肠内的存留时间与食物的性质有关,一般为 3～8 小时。

一、十二指肠

十二指肠介于胃与空肠之间,相当于十二个横指并列的长度而得名。十二指肠呈"C"形,包绕胰头,可分上部、降部、水平部和升部四部。十二指肠降部的后内侧壁上有胆总管和胰腺管的共同开口,胆汁和胰液由此流入小肠(图 1-4)。十二指肠上部近幽门约 2.5 cm 的一段肠管,壁较薄,黏膜面较光滑,没有或甚少环状襞,此段称十二指肠球部,是十二指肠溃疡的好发部位。

二、空肠与回肠

空肠和回肠上端起自十二指肠空肠曲,下端接续盲肠,空肠和回肠一起被肠系膜悬系于腹后壁,合称为系膜小肠。有系膜附着的边缘称系膜缘,其相对缘称游离缘或对系膜缘。

空肠和回肠之间无明显分界,在形态和结构上的变化是逐渐改变的。

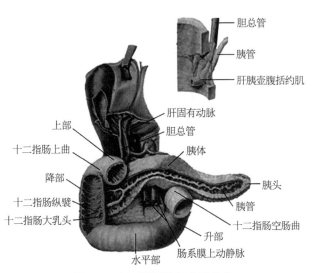

图 1-4　十二指肠的组成及毗邻

三、小肠壁的结构

小肠由黏膜层、黏膜下层、肌层和浆膜层四层构成。约 2% 的成人,在距回肠末端 0.3~1 cm 范围的回肠对系膜缘上,有长 2~5 cm 的囊状突起,自肠壁向外突出称 Meckel 憩室,是胚胎时期卵黄囊管未完全消失形成的。Meckel 憩室易发炎或合并溃疡穿孔,并因其位置靠近阑尾,故症状与阑尾炎相似。

四、小肠的消化功能

小肠内消化是消化过程中最重要的阶段。在小肠内食糜受到胰液、胆汁和小肠液的化学性消化及小肠运动的机械性消化。食物通过小肠后,消化过程基本完成,许多营养物质也在这一部位吸收,未被消化的食物残渣则从小肠进入大肠。食物在小肠内存留时间与食物的性质有关,一般为 3~8 小时。

小肠有三大功能即消化吸收、分泌及运动功能,其中以消化吸收和分泌功能为主。

(一)小肠的消化吸收功能

在消化系统中,小肠是吸收的主要部位。食物在口腔和食管内实际上不被吸收。人的小肠长 5~7 m,它的黏膜具有环状皱褶,并拥有大量指状突起的绒毛,因而使吸收面增大 30 倍,达 10 m²;食物在小肠内已被消化,适于吸收;食物在小肠内停留的时间也相对长。这些都是对于小肠吸收非常有利的条件。

(二)小肠的分泌功能

小肠的另一主要功能为分泌功能。小肠内有两种腺体:十二指肠腺和肠腺。十二指肠腺又称勃氏腺,是分布在十二指肠范围内的一种分支管泡状腺,位于黏膜下层内。其分泌碱性液体,内含黏蛋白,主要功能是保护十二指肠的上皮不被胃酸侵蚀。肠腺又称李氏腺,分布于全部小肠的黏膜层内,肠腺的分泌液构成了小肠液的主要成分。

(三)小肠的运动功能

小肠的运动功能是靠肠壁的两层平滑肌完成的。肠壁的外层是纵行肌,内层是环行肌。

1.小肠的运动形式

小肠的运动形式包括紧张性收缩、分节运动和蠕动 3 种。

2.小肠运动的调节

(1)内在神经丛的作用:位于纵行肌和环行肌之间的肌间神经丛对小肠运动起主要调节作用。当机械和化学刺激作用于肠壁感受器时,通过局部反射可引起平滑肌的蠕动运动。切断小肠的外来神经,小肠的蠕动仍可进行。

(2)外来神经的作用:一般来说,副交感神经的兴奋能加强肠运动,而交感神经兴奋则产生抑制作用。但上述效果还因肠肌当时的状态而定。如肠肌的紧张性高,则无论副交感或交感神经兴奋,都使之抑制;相反,如肠肌的紧张性低,则这两种神经兴奋都有增强其活动的作用。

(3)体液因素的作用:小肠壁内的神经丛和平滑肌对各种化学物质具有广泛的敏感性。除两种重要的神经递质乙酰胆碱和去甲肾上腺素外,还有一些肽类激素和胺,如 P 物质、脑啡肽和 5-羟色胺,都有兴奋肠运动的作用。

小肠内容物向大肠的排放,除与回盲括约肌的活动有关外,还与食糜的流动性和回肠与结肠内的压力差有关:食糜越稀,通过回盲瓣也越容易;小肠腔内压力升高,也可迫使食糜通过括约肌。

第五节 大 肠

大肠是消化管的下段,起自右髂窝,全长 1.5 m,全程围绕于空、回肠的周围,可分为盲肠、阑尾、结肠、直肠和肛管五部分。

除直肠、肛管和阑尾外,结肠和盲肠具有三种特征性结构,即结肠带、结肠袋和肠脂垂。

一、盲肠

盲肠是大肠的开始部,位于右髂窝内,左接回肠,上通升结肠,下端为盲端。

回肠末端向盲肠的开口,称回盲口。此处肠壁内的环行肌增厚,并覆以黏膜而形成上下两片半月形的皱襞称回盲瓣,可以阻止小肠内容物过快地流入大肠,利于食物在小肠内的消化吸收,并可防止盲肠内容物逆流入回肠。

二、阑尾

在盲肠下端的后内侧壁伸出一条细长的阑尾,其末端游离,外形酷似蚯蚓,又称引突。长度因人而异,一般长 5～7 cm,内腔与盲肠相通。偶有长约 20 cm 或短至 1 cm 者,阑尾缺如者少见。成人阑尾的管径多在 0.5～1 cm,并随着年龄增长而缩小,容易被肠石阻塞导致阑尾炎。

阑尾的位置主要取决于盲肠的位置,因此阑尾与盲肠一起位于右髂窝内,少数情况下可随盲肠位置变化而出现异位阑尾,如高位阑尾、低位阑尾及左下腹阑尾等。阑尾根部的体表投影点,通常在右髂前上棘与脐连线的中、外 1/3 交点处,该点称阑尾麦氏点。

三、结肠

结肠是介于盲肠与直肠之间的一段大肠,整体呈"M"形,围绕在空回肠的周围,可分为升结肠、横结肠、降结肠和乙状结肠四部分。

结肠肠壁分为黏膜、黏膜下层、肌层和外膜。

四、直肠

直肠是消化管位于盆腔下部的一段,全长 10～14 cm,从第 3 骶椎前方起自乙状结肠后,沿骶、尾骨前面下行穿过盆膈移行于肛管。

五、肛管

肛管的上界为直肠穿过盆膈的平面,下界为肛门,长约 4 cm。男性肛管前面与尿道及前列腺相毗邻,女性则为子宫及阴道,后为尾骨。肛管被肛门括约肌所包绕,平时处于收缩状态,有控制排便的功能。

肛柱内有直肠上动脉终末支和由直肠上静脉丛形成的同名静脉,内痔即由此静脉丛曲张、扩大而成。

六、大肠的消化功能

人类大肠内没有重要的消化活动,大肠的主要生理功能为:吸收水和电解质,参与机体对水、电解质平衡的调节;完成对食物残渣的加工,形成并贮存粪便;吸收由结肠内微生物产生的维生素 B 和维生素 K。此外,大肠壁尚有内分泌细胞,产生数种激素,并具有较强的免疫功能,如大肠的免疫组织接受肠道抗原刺激后可产生局部的免疫应答,其抗体主要有分泌型 IgA(SIgA)、IgM 和 IgG 等。

第六节　肝

肝是人体中最大的腺体,也是最大的实质性脏器,肝主要位于右季肋部和上腹部。

一、肝的形态

肝呈不规则的楔形,右端圆钝厚重,左端窄薄,有上、下两面,前后左右四缘。上面隆凸贴于膈,称为膈面,由矢状位的镰状韧带分为左、右两叶。肝左叶小而薄,肝右叶大而厚。膈面后部无腹膜被覆,直接与膈相贴的部分称裸区,裸区左侧部分有一较宽的沟,称为腔静脉沟,内有下腔静脉通过。肝下面略凹,邻接附近脏器,又称脏面。此面有略呈"H"形的左右纵沟及横沟,左侧的纵沟窄而深,沟的前部内有肝圆韧带通过,称肝圆韧带裂,右纵沟阔而浅,前部有胆囊窝容纳胆囊,后部容纳静脉韧带,称静脉韧带裂。横沟内有门静脉、肝动脉、肝管、神经及淋巴管出入称为肝门。出入肝门的这些结构被结缔组织包绕,称肝蒂。肝蒂中主要结构的位置关系是:肝左、右管居前,肝固有动脉左、右支居中,肝门静脉左、右支居后。在腔静脉沟的上端处,由肝左、中、右静脉出肝后立即注入下腔静脉,临床上常称此处为第二肝门。

肝的脏面,借"H"形的沟、裂和窝将肝分为四叶:左叶位于肝圆韧带裂与静脉韧带裂的左侧,即左纵沟的左侧;右叶位于胆囊窝与静脉沟的右侧,即右纵沟的右侧;方叶位于肝门之前,肝圆韧带裂与胆囊窝之间;尾状叶位于肝门之后,静脉韧带裂与腔静脉沟之间。脏面的肝左叶与膈面一致。脏面的肝右叶、方叶和尾状叶一起,相当于膈面的肝右叶(图1-5)。

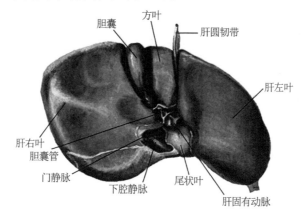

图1-5 肝的结构

二、肝外胆道系统

见图1-6。

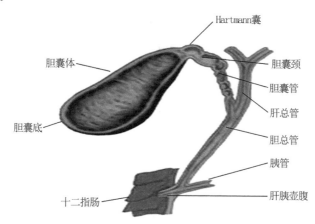

图1-6 肝外胆道系统

(一)胆囊

胆囊为贮存和浓缩胆汁的囊状器官,呈长茄子状,位于肝脏脏面胆囊窝内,上面借疏松结缔组织与肝相连,其余各面均由腹膜包被。

(二)肝管与肝总管

肝左、右管分别由左、右肝内的毛细胆管逐渐汇合而成,走出肝门之后即合成肝总管。肝总管长约3 cm,下行于肝十二指肠韧带内,在韧带内与胆囊管以锐角结合成胆总管。

(三)胆总管

胆总管由肝总管与胆囊管汇合而成,管壁内含有大量的弹性纤维,有一定的收缩力。根据胆总管的经过,可将其分为十二指肠上段、十二指肠后段、胰腺段和十二指肠壁段四段。

三、肝的功能

肝脏的主要功能是进行糖的分解、贮存糖原;参与蛋白质、脂肪、维生素、激素的代谢;解毒;分泌胆汁;吞噬、防御功能;制造凝血因子;调节血容量及水电解质平衡;产生热量等。在胚胎时期肝脏还有造血功能。

(一)肝脏与糖代谢

肝脏是调节血糖浓度的主要器官,维持血糖浓度的恒定。餐后血糖浓度升高时,肝脏利用血糖合成糖原(肝糖原约占肝重的 5%,占全身总量的 20%)。过多的糖在肝脏转变为脂肪以及加速磷酸戊糖循环等,从而降低血糖。相反,当血糖降低时,肝糖原分解及糖异生作用加强,生成葡萄糖送入血中,调节血糖浓度,使之不致过低。肝脏可将甘油、乳糖及生糖氨基酸等转化为葡萄糖或糖原,称为糖异生。严重肝病时,易出现空腹血糖降低,主要是由于肝糖原贮存减少以及糖异生作用障碍的缘故。

肝细胞中葡萄糖经磷酸戊糖通路,为脂肪酸及胆固醇合成提供所必需的辅酶Ⅱ,又称还原型辅酶Ⅱ。通过糖醛酸代谢生成 UDP-葡萄糖醛酸,参与肝脏生物转化作用。

(二)肝脏与脂类代谢

脂肪与类脂(磷脂、糖脂、胆固醇和胆固醇脂等)总称为脂类。肝脏参与脂类的合成、贮存、转运和转化,故是脂类代谢的中心。肝脏是氧化分解脂肪酸的主要场所,也是人体内生成酮体的主要场所。

1.肝脏在脂类代谢中的作用

肝脏有合成脂肪酸的作用。乙酰辅酶 A 羧化酶是合成脂肪的加速酶,这个酶体系需要乙酰辅酶 A、二氧化碳、还原型辅酶Ⅱ和生物素等参加。人类细胞质的脂肪酸合成酶系统是一个多酶复合体。肝脏不仅合成脂肪酸,同时又进行脂肪酸的氧化。

2.肝脏在胆固醇代谢中的作用

肝脏对胆固醇代谢有多方面的影响,合成内源性胆固醇,并使其酯化;分解和排泄胆固醇;将胆固醇转化为胆汁酸;调节血液胆固醇浓度。

肝脏是体内合成胆固醇的主要脏器,肝脏平均每日合成胆固醇 1.0~1.5 g,胆固醇的去路包括:在肝内降解,形成胆酸;在肝内还原成为双氢胆固醇,可透过肠壁或随胆汁而排泄;胆固醇未经转化即从胆汁排出,一部分被小肠重吸收,另一部分受肠菌作用还原成类固醇,从粪便排出。

(三)肝脏与蛋白质代谢

肝脏是血浆蛋白的主要来源,肝细胞在微粒体上合成血浆蛋白,与粗面内质网结合并分泌进入血浆。肝脏合成清蛋白的能力很强,成人肝脏每日约合成12 g清蛋白,占肝脏合成蛋白质总量的1/4。清蛋白在肝内合成与其他分泌蛋白相似,首先以前身物形式合成,即前清蛋白原,经剪切信号肽后转变为清蛋白原。再进一步修饰加工,成为成熟的清蛋白。分子量 69 000,由 550 个氨基酸残基组成。

肝脏在血浆蛋白质分解代谢中亦起重要作用。肝细胞表面有特异性受体,可识别某些血浆蛋白质(如铜蓝蛋白、α_1抗胰蛋白酶等),经胞饮作用吞入肝细胞,被溶酶体水解酶降解。而蛋白所含氨基酸可在肝脏进行转氨基、脱氨基及脱羧基等反应进一步分解。严重肝病时,血浆中支链氨基酸与芳香族氨基酸的比值下降。

在蛋白质代谢中,肝脏还具有一个极为重要的功能,即将氨基酸代谢产生的有毒的氨通过鸟氨酸循环的特殊酶系合成尿素以解毒。鸟氨酸循环不仅解除氨的毒性,而且由于尿素合成中消耗了产生呼吸性 H^+ 的 CO_2,故在维持机体酸碱平衡中具有重要作用。

肝脏也是胺类物质解毒的重要器官,肠道细菌作用于氨基酸产生的芳香胺类等有毒物质,被吸收入血,主要在肝细胞中进行转化以减少其毒性。当肝功能不全或门体侧支循环形成时,这些芳香胺可不经处理进入神经组织,进行 β-羟化生成苯乙醇胺和 β-多巴胺。它们的结构类似于儿茶酚胺类神经递质,并能抑制后者的功能,属于"假神经递质",与肝性脑病的发生有一定关系。

(四)肝脏与胆汁酸代谢

胆汁酸是胆汁内重要的组成之一,主要在肝脏合成。在肝内胆固醇经一系列羟化合成初级胆汁酸,包括胆酸和鹅脱氧胆酸。初级胆汁酸在肝内与甘氨酸或牛磺酸结合成胆盐,在肠道内经细菌作用形成二级胆酸的脱氧胆酸;在回肠末端重吸收入肝脏,在肝内形成三级胆酸的熊去氧胆酸。

(五)肝脏与胆红素代谢

胆红素是一种四吡咯色素,是血红素的终末产物,这些游离胆红素是非极性、脂溶性的,不能溶在尿中,在血浆中以清蛋白为载体输送入肝。在肝细胞内,游离胆红素与谷胱甘肽 S-转移酶结合,转换为胆红素葡萄糖醛酸酯,即结合型胆红素,是极性、水溶性的。这一过程由葡萄糖醛酸转移酶催化,苯巴比妥可以诱导这一过程。结合胆红素由肝细胞向毛细胆管排泄。胆汁中的结合胆红素不能由小肠吸收,在结肠中由细菌的葡萄糖醛酸酶将其水解为游离型,而后还原为粪(尿)胆原,由粪(尿)排出。少量非极性的尿胆原和游离胆红素由小肠吸收,可进入肝脏再循环,称为胆红素的肠肝循环。

胎儿的葡萄糖醛酸转移酶活性较低,仅为成人的 1%,出生后迅速增长,14 周后达到成人水平。

第七节 胰 腺

胰腺是人体的第二大消化腺。由于胰腺的位置较深,前方有胃、横结肠和大网膜等遮盖,故胰腺病变时,体征常不明显。胰腺由外分泌部和内分泌部组成。外分泌部由腺泡和导管构成,腺泡由锥体形的腺细胞围成。腺细胞分泌胰液,胰液内含多种消化酶,经各级导管,流入胰管。内分泌部是指散在于外分泌部之间的细胞团,称为胰岛,它分泌胰岛素,直接进入血液和淋巴,主要参与糖代谢的调节。

一、胰腺的结构

胰腺可分为头、体、尾三部,各部之间无明显界限。头、颈部在腹中线右侧,体、尾部在腹中线左侧。胰腺的总输出管称胰管,从胰尾行向胰头,纵贯胰腺实质,与胆总管汇合后共同开口于十二指肠大乳头。

(一)胰头

胰头为胰右端膨大的部分,位于 L_2 的右前方,其上、下方和右侧被十二指肠包绕。在胰头的下部有一向左后方的钩突,将肝门静脉起始部和肠系膜上动、静脉夹在胰头、胰颈与钩突之间。

(二)胰颈

胰颈是位于胰头与胰体之间的狭窄扁薄部分。其前上方邻接胃幽门,后面有肠系膜上静脉通过,并与脾静脉汇合成肝门静脉。

(三)胰体

胰体位于胰颈与胰尾之间,占胰的大部分,略呈三棱柱形。胰体横位于第1腰椎体前方,故向前凸起。

(四)胰尾

胰尾较细,行向左上方至左季肋区,在脾门下方与脾的脏面相接触。

二、胰腺的成分及分泌调节

(一)胰液的成分

胰液是无色无臭的碱性液体,胰液中含有无机物和有机物。在无机成分中,碳酸氢盐的含量很高,它是由胰腺内的小导管细胞分泌的。除 HCO_3^- 外,占第二位的主要负离子是 Cl^-。Cl^- 的浓度随 HCO_3^- 的浓度变化而有变化,当 HCO_3^- 浓度升高时,Cl^- 的浓度就下降。胰液中的正离子有 Na^+、K^+、Ca^{2+} 等,它们在胰液中的浓度与血浆中的浓度非常接近,不依赖于分泌的速度。

胰液中的有机物主要是蛋白质,含量为 $0.7\%\sim10\%$,多数为酶蛋白和前酶,其余为血浆蛋白质、胰蛋白酶抑制物和黏蛋白。蛋白质含量随分泌的速度不同而有不同。胰液中的蛋白质主要由多种消化酶组成,它们是由腺泡细胞分泌的。胰液中的消化酶主要有:胰淀粉酶、胰脂肪酶、胰蛋白酶和糜蛋白酶。

正常胰液中还含有羧基肽酶、核糖核酸酶、脱氧核糖核酸酶等水解酶。羧基肽酶可作用于多肽末端的肽键,释放出具有自由羧基的氨基酸,后两种酶则可使相应的核酸部分水解为单核苷酸。

(二)胰液分泌的调节

在非消化期,胰液几乎是不分泌或很少分泌的。进食开始后,胰液分泌即开始。所以,食物是兴奋胰腺的自然因素。进食时胰液受神经和体液双重控制,但以体液调节为主。

1.神经调节

胰腺受副交感神经和交感神经系统支配。副交感神经纤维直接从迷走神经到达胰腺,也间接地经腹腔神经节、内脏神经,可能还经十二指肠壁内的神经丛到达胰腺。节后胆碱能神经元在消化期的头相、胃相和肠相,调节胰酶和碳酸氢盐的分泌。胰腺的肾上腺素能神经支配主要经由内脏神经到达胰腺,多数神经纤维分布于血管,少数可至腺泡和胰管。

迷走神经兴奋引起胰液分泌,特点是:水分和碳酸氢盐含量很少,而酶的含量却很丰富。

内脏神经对胰液分泌的影响不明显。内脏神经中的胆碱能纤维可增加胰液分泌,但其上腺素能纤维则因使胰腺血管收缩,对胰液分泌产生抑制作用。

2.体液调节

调节胰液分泌的体液因素主要有促胰液素和胆囊收缩素(也称促胰酶素)。

(1)促胰液素:是最强有力的胰液和碳酸氢盐分泌的刺激物。促胰液素主要作用于胰腺小导管的上皮细胞,使其分泌大量的水分和碳酸氢盐,因而使胰液的分泌量大为增加,胰酶的含量却很低。

(2)胆囊收缩素:这是小肠黏膜中Ⅰ细胞释放的一种肽类激素。引起胆囊收缩素释放的因素(由强至弱)为:蛋白质分解产物、脂酸钠、盐酸、脂肪。糖类没有引起胆囊收缩素释放的作用。

促进胰液中各种酶的分泌是胆囊收缩素的一个重要作用,因而也称促胰酶素;它的另一重要作用是促进胆囊强烈收缩,排出胆汁。胆囊收缩素对胰腺组织还有营养作用,它促进胰组织蛋白质和核糖核酸的合成。

促胰液素和胆囊收缩素之间具有协同作用,即一个激素可加强另一个激素的作用。此外,迷走神经对促胰液素的作用也有加强作用,例如阻断迷走神经后,促胰液素引起的胰液分泌量将大大减少。激素之间,以及激素与神经之间的相互加强作用,对进餐时胰液的大量分泌具有重要意义。

第二章 食管疾病

第一节 贲门失弛缓症

贲门失弛缓症是一种食管运动障碍性疾病,以食管缺乏蠕动和食管下括约肌(lower esophageal sphincter,LES)松弛不良为特征。临床上贲门失弛缓症表现为患者对液体和固体食物均有吞咽困难、体重减轻、餐后反食、夜间呛咳以及胸骨后不适或疼痛。本病曾称为贲门痉挛。

一、流行病学

贲门失弛缓症是一种少见疾病。欧美国家较多,发病率每年为(0.5~8)/10万,男女发病率接近,约为1:1.15。本病多见于30~40岁的成年人,其他年龄亦可发病。国内尚缺乏流行病学资料。

二、病因和发病机制

病因可能与基因遗传、病毒感染、自身免疫及心理社会因素有关。贲门失弛缓症的发病机制有先天性、肌源性和神经源性学说。先天性学说认为本病是常染色体隐性遗传;肌源性学说认为贲门失弛缓症LES压力升高是由LES本身病变引起,但最近的研究表明,贲门失弛缓症患者的病理改变主要在神经而不在肌肉,目前人们广泛接受的是神经源性学说。

三、临床表现

主要症状为吞咽困难、反食、胸痛,也可有呼吸道感染、贫血、体重减轻等表现。

(一)吞咽困难

几乎所有的患者均有程度不同的吞咽困难。起病多较缓慢,病初吞咽困难时有时无,时轻时重,后期则转为持续性。吞咽困难多呈间歇性发作,常因与人共餐、情绪波动、发怒、忧虑、惊骇或进食过冷和辛辣等刺激性食物而诱发。大多数患者吞咽固体和液体食物同样困难,少部分患者吞咽液体食物较固体食物更困难,故以此征象与其他食管器质性狭窄所产生的吞咽困难相鉴别。

(二)反食

多数患者合并反食症状。随着咽下困难的加重,食管的进一步扩张,相当量的内容物可潴留在食管内达数小时或数天之久,而在体位改变时反流出来。尤其是在夜间平卧位更易发生。从食管反流出来的内容物因未进入过胃腔,故无胃内呕吐物酸臭的特点,但可混有大量黏液和唾液。

(三)胸痛

胸痛是发病早期的主要症状之一,发生率为 $40\% \sim 90\%$,性质不一,可为闷痛、灼痛或针刺痛。疼痛部位多在胸骨后及中上腹,疼痛发作有时酷似心绞痛,甚至舌下含化硝酸甘油片后可获缓解。疼痛发生的原因可能是食管平滑肌强烈收缩,或食物滞留性食管炎所致。随着吞咽困难的逐渐加剧,梗阻以上食管的进一步扩张,疼痛反而逐渐减轻。

(四)体重减轻

此症与吞咽困难的程度相关。严重吞咽困难可有明显的体重下降,但很少有恶病质样变。

(五)呼吸道症状

由于食物反流,尤其是夜间反流,误入呼吸道引起吸入性感染。出现刺激性咳嗽、咳痰、气喘等症状。

(六)出血和贫血

患者可有贫血表现。偶有出血,多为食管炎所致。

(七)其他

在后期病例,极度扩张的食管可压迫胸腔内器官而产生干咳、气急、发绀和声音嘶哑等。患者很少发生呃逆,为本病的重要特征。

(八)并发症

本病可继发食管炎、食管溃疡、巨食管症、自发性食管破裂、食管癌等。贲门失弛缓症患者患食管癌的风险为正常人的 $14 \sim 140$ 倍。有研究报道,贲门失弛缓症治疗 30 年后,19% 的患者死于食管癌。因其合并食管癌时,临床症状可无

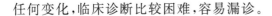

任何变化,临床诊断比较困难,容易漏诊。

四、实验室及其他检查

(一)X 线检查

X 线检查是诊断本病的首选方法。

1.胸部平片检查

本病初期,胸片可无异常。随着食管扩张,可在后前位胸片见到纵隔右上边缘膨出。在食管高度扩张、伸延与弯曲时,可见纵隔增宽而超过心脏右缘,有时可被误诊为纵隔肿瘤。当食管内潴留大量食物和气体时,食管内可见液平面。大部分病例可见胃泡消失。

2.食管钡餐检查

动态造影可见食管的收缩具有紊乱和非蠕动性质,吞咽时 LES 不松弛,钡餐常难以通过贲门部而潴留于食管下端,并显示远端食管扩张、黏膜光滑,末端变细呈鸟嘴形或漏斗形。

(二)内镜检查

内镜下可见食管体部扩张呈憩室样膨出,无张力,蠕动差。食管内见大量食物和液体潴留,贲门口紧闭,内镜通过有阻力,但均能通过。若不能通过则要考虑有无其他器质性原因所致狭窄。

(三)食管测压

本病最重要的特点是吞咽后 LES 松弛障碍,食管体部无蠕动收缩,LES 压力升高[>4 kPa(30 mmHg)],不能松弛、松弛不完全或短暂松弛(<6 秒),食管内压高于胃内压。

(四)放射性核素检查

用 ^{99m}Tc 标记液体后吞服,显示食管通过时间和节段性食管通过时间,同时也显示食管影像。立位时,食管通过时间平均为 7 秒,最长不超过 15 秒。卧位时比立位时要慢。

五、诊断

根据病史有典型的吞咽困难、反食、胸痛等临床表现,结合典型的食管钡餐影像及食管测压结果即可确诊本病。

六、鉴别诊断

(一)反流性食管炎伴食管狭窄

本病反流物有酸臭味,或混有胆汁,烧心症状明显,应用质子泵抑制剂治疗有效。食管钡餐检查无典型的"鸟嘴样"改变,LES 压力降低,且低于胃内压力。

(二)恶性肿瘤

恶性肿瘤细胞侵犯肌间神经丛,或肿瘤环绕食管远端压迫食管,可见与贲门失弛缓症相似的临床表现,包括食管钡餐影像。常见的肿瘤有食管癌、贲门胃底癌等,内镜下活检具有重要的鉴别作用。如果内镜不能达到病变处则应行扩张后取活检,或行 CT 检查以明确诊断。

(三)弥漫性食管痉挛

本病亦为食管动力障碍性疾病,与贲门失弛缓症有相同的症状。但食管钡餐显示为强烈的不协调的非推进型收缩,呈现串珠样或螺旋状改变。食管测压显示为吞咽时食管各段同期收缩,重复收缩,LES 压力大部分是正常的。

(四)继发性贲门失弛缓症

锥虫病、淀粉样变性、特发性假性肠梗阻、迷走神经切断术后等也可以引起类似贲门失弛缓症的表现,食管测压无法区别病变是原发性或继发性。但这些疾病均累及食管以外的消化道或其他器官,借此与本病鉴别。

七、治疗

目前尚无有效的方法恢复受损的肌间神经丛功能,主要是针对 LES,不同程度解除 LES 的松弛障碍,降低 LES 压力,预防并发症。主要治疗手段有药物治疗、内镜下治疗和手术治疗。

(一)药物治疗

目前可用的药物有硝酸甘油类和钙通道阻滞剂,如硝酸甘油 0.6 mg,每天 3 次,餐前 15 分钟舌下含化,或硝酸异山梨酯 10 mg,每天 3 次,或硝苯地平 10 mg,每天 3 次。由于药物治疗的效果并不完全,且作用时间较短,一般仅用于贲门失弛缓症的早期、老年高危患者或拒绝其他治疗的患者。

(二)内镜治疗

1.内镜下 LES 内注射肉毒毒素

肉毒毒素是肉毒梭状杆菌产生的外毒素,是一种神经肌肉胆碱能阻断剂。

它能与神经肌肉接头处突触前胆碱能末梢快速而强烈地结合,阻断神经冲动的传导而使骨骼肌麻痹,还可抑制平滑肌的活动,抑制胃肠道平滑肌的收缩。内镜下注射肉毒毒素是一种简单、安全且有效的治疗手段,但由于肉毒毒素在几天后降解,其对神经肌肉接头处突触前胆碱能末梢的作用减弱或消失,因此,若要维持疗效,需要反复注射。

2.食管扩张

球囊扩张术是目前治疗贲门失弛缓症最为有效的非手术疗法,它的近期及远期疗效明显优于其他非手术治疗,但并发症发生率较高,尤以穿孔最为严重,发生率为 $1\%\sim5\%$ 。球囊扩张的原理主要是通过强力作用,使 LES 发生部分撕裂,解除食管远端梗阻,缓解临床症状。

(三)手术治疗

Heller 肌切开术是迄今治疗贲门失弛缓症的标准手术,其目的是降低 LES 压力,缓解吞咽困难。同时保持一定的 LES 压力,防止食管反流的发生。手术方式分为开放性手术和微创性手术两种,开放性手术术后症状缓解率可达 $80\%\sim90\%$,但 $10\%\sim46\%$ 的患者可能发生食管反流。因此大多数学者主张加做防反流手术。尽管开放性手术的远期效果是肯定的,但是由于其创伤大、术后恢复时间长、费用昂贵,一般不作为贲门失弛缓症的一线治疗手段,仅在其他治疗方法失败,且患者适合手术时才选用开放性手术。

腔镜技术的迅速发展使贲门失弛缓症的治疗发生了巨大的变化,从开放性手术到经胸腔镜,再到经腹腔镜肌切开术,这种微创性手术的疗效与开放性手术相似,且创伤小,缩短了手术和住院时间,减少了手术并发症,有望成为治疗贲门失弛缓症的首选方法。

第二节　食管裂孔疝

食管裂孔疝是指腹腔内脏器(主要是胃)经膈食管裂孔进入胸腔所致的疾病,是各种膈疝中最常见的。

一、流行病学

一般认为本病的发病率东方人低于西方人。有报道 40 岁以下的发病率约为

9%,50 岁以上达 38%,而 70 岁以上高达 69%。女性多于男性,为 3∶(1～2)。

二、病因和发病机制

本病的病因主要有先天性和后天性两种,以后者多见。先天性者由于发育不全,如膈肌右侧肌束一部分或全部缺失,膈食管裂孔比正常的宽大松弛;后天性者则因膈食管膜、食管周围韧带松弛和腹腔内压力增高,均能成为本病的发病因素。正常膈食管裂孔的直径约 2.5 cm,随着年龄的增长,裂孔周围组织和膈食管膜弹力组织萎缩,使食管裂孔增宽;膈食管膜和食管周围韧带松弛,逐渐推动其固定食管下段及贲门于正常位置的作用。因此,随着年龄的增长,本病的发病率也增高。腹腔压力的增加,胸腹腔压力的不均衡为另一个发病因素,如妊娠后期、肥胖、腹水、巨大腹内肿瘤、剧烈咳嗽、频繁呕吐和呃逆等均可诱发本病。此外,食管炎、食管溃疡引起食管瘢痕收缩,癌肿浸润所致的食管缩短,胸椎后凸,强烈的迷走神经牵拉而产生本病。严重的胸腹部损伤和手术所致的食管、胃与膈食管裂孔正常位置的改变,或由于手术牵引造成的膈食管膜和膈食管裂孔的松弛也可致本病。饮食习惯对本病的发生也有一定影响,精细、少渣饮食容易发生便秘而增高腹腔内压力,故其发病率明显高于粗糙、多纤维素食者。

三、病理生理

食管裂孔疝在形态上主要有以下 4 种。

(一)滑动型裂孔疝

该型最常见,占 85%～90%,常在平卧时出现而站立时消失。由于膈下食管段、贲门部经松弛的膈食管裂孔滑行入胸腔,使正常的食管胃交接锐角变为钝角,同时食管下段正常的抗反流机制常被破坏,故多并发不同程度的胃食管反流时出现症状。

(二)食管旁裂孔疝

该型占 3.5%～5%。膈食管裂孔的左前缘薄弱或缺损,而膈食管膜尚未破坏,通常表现为胃底大弯侧从食管的左前方疝入胸腔。腹膜和胃结肠大网膜也可以被牵拉,通过扩大的食管裂孔而进入纵隔,形成完全性疝囊。但由于膈下食管段和食管胃交接角仍保持正常的解剖位置和正常生理性括约肌的作用,故此型极少发生胃食管反流。约 1/3 的巨大食管旁裂孔疝易发生嵌顿。

(三)混合型裂孔疝

混合型裂孔疝指前两型裂孔疝同时并存,少见。此型常是膈食管裂孔过大

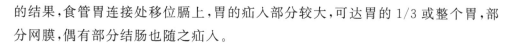

的结果,食管胃连接处移位膈上,胃的疝入部分较大,可达胃的 1/3 或整个胃,部分网膜,偶有部分结肠也随之疝入。

(四)裂孔疝伴短食管

不管卧位或站位,贲门固定在膈上,疝囊呈钟形。食管过短可以是慢性食管炎的后果,或由食管下段切除后把胃囊拉入胸腔作食管胃吻合术。

真正的先天性食管过短症极为少见,乃由于胚胎发育障碍,食管下段及部分胃底位于胸腔内,至出生后仍未降至膈下正常位置所致,不能称为食管裂孔疝。

本病患者多伴有不同程度的胃食管反流,加上食管被疝挤压后,局部循环发生障碍,故反流性食管炎和食管溃疡常见。炎症反复发作及愈合,可致食管瘢痕性狭窄。如炎症蔓延至食管壁外,可致食管周围炎。疝入胸腔内的胃也可因嵌顿、扭转和疝的挤压引起局部循环障碍而导致胃黏膜水肿、充血、梗死、糜烂、溃疡和出血。

本病所致的胃食管反流,可造成反流性食管炎、食管溃疡以及食管下端瘢痕收缩狭窄,而食管炎又可促使食管纵肌的收缩,从而导致牵引性食管裂孔疝。因此,反流性食管炎与食管裂孔疝是互为因果和互相促进的。

四、病理

本病的主要病理学机制为胃食管交界处(gastroesophageal junction,GEJ)进入胸腔,主要原因有:①腹腔内压力增加;②由于食管下段纤维化及迷走神经过度刺激导致食管缩短;③继发于先天性或后天性引起的横膈裂孔增大。

五、临床表现

食管裂孔疝患者可以无症状或症状轻微,其症状轻重与疝囊大小无关。本病的临床表现主要由胃内容物反流至食管,引起反流性食管炎所致,小部分是由于疝的机械性影响。

(一)胸骨后烧灼感和反胃

胸骨后烧灼感和反胃为本病最常见的症状,尤其多见于滑动型食管裂孔疝。烧灼感从轻微的烧灼至强烈的灼痛,多位于胸骨后(中或下 1/3)、剑突下或两季肋区。疼痛可扩散至背部、颈部、颌部、上胸部、左肩及左臂。因为症状多在饱食后 30 分钟至 1 小时发生,故颇似心绞痛。疼痛可伴嗳气或呃逆,平卧、弯腰、蹲下、咳嗽、饱食后用力憋气等可诱发或加重,而站立、半卧位、散步、呕吐食物或酸水后可减轻,多在 1 小时内自行缓解。临床上疝囊大小与症状可不成比例,疝囊小者往往疼痛较重，而疝囊大者则很少剧痛。孕妇在妊娠后期有明显的中上腹烧灼感，也可能与本病有关。

反胃亦常见，且经常伴有烧心或疼痛，有时可反出未完全消化的食物，或酸液突然涌满口腔。

(二)吞咽困难

患者常于进食后有食物停滞在胸骨下段的感觉。伴发食管炎症、糜烂及溃疡者，则可能出现明显的吞咽疼痛。吞咽困难则多见于食管炎伴食管痉挛者，或食管炎并发瘢痕狭窄者和巨大食旁疝压迫食管者，在进食粗糙、过热或过冷的食物后发作。瘢痕狭窄所致者，吞咽困难多呈持久性。

(三)上消化道出血

小量出血(粪便潜血阳性)及缺铁性贫血常见，多由食管炎、食管溃疡等并发症所致。疝嵌顿、扭转以及合并胃、十二指肠溃疡者亦可发生大量出血。

(四)心脏症状

约有1/3的患者可有心前区痛、阵发性心律失常、胸闷及心前区紧束感等症状，有时难与冠心病、心肌梗死鉴别。本病疼痛发生时可刺激迷走神经，反射性地引起冠状动脉供血不足，心电图出现心肌缺血性改变，心脏虽无器质性病变，而临床表现酷似冠心病，称为食管-冠状动脉综合征。同样，本病亦可诱发和加重心绞痛。

(五)其他症状

贲门部疝入食管裂孔可反射性地引起咽部异物感。巨大的裂孔疝可压迫心、肺和纵隔而产生气急、心悸、咳嗽、发绀、肩痛和颈侧痛等症状。

六、并发症

最常见并发症为食管炎。食管瘢痕狭窄或膈上胃嵌顿或绞榨时，可出现食管梗阻和急性胃扩张等严重情况。上消化道出血亦为常见。

此外，本病常可合并消化性溃疡(约占50%)、慢性胆囊炎(约占20%)、胆石症(占10%~30%)以及肠憩室病等。膈疝、胆石症或十二指肠溃疡称为Casten三联症。

七、辅助检查

本病主要依靠X线检查和内镜检查确诊。

(一)X 线诊断

胸部 X 线检查仍是目前诊断食管裂孔疝的主要方法。巨大的或不可复性食管裂孔疝,在胸部 X 线中可在心脏的左后方见到含气的囊腔,站立位时囊腔内尚可见液平;如囊腔内不含气体时,则表现为左侧心膈角消失或模糊。吞钡检查时,疝囊内可见到胃黏膜影,可证实该囊腔为疝入胸腔的胃。

(二)内镜检查

内镜检查可发现:①齿状线上移,距膈裂孔压迹 3 cm 以上;②贲门食管胃角变钝,超过 120°以上;③胃底变浅或消失;④可见红色黏膜疝入食管腔内;⑤食管下段黏膜充血和糜烂;⑥有时可见贲门口松弛,附近的胃底黏膜充血;⑦倒镜时检查可见疝囊。

(三)CT 检查

CT 检查可以显示食管裂孔的大小、胃的方向、疝囊的大小和位置,这些均有助于食管裂孔疝的诊断。

八、诊断与鉴别诊断

(一)临床诊断

年龄较大、体型肥胖并具有腹腔压力增高条件和上述症状者,应警惕本病,并进一步询问能诱发本病的有关因素。部分患者无症状或间歇性出现症状,需仔细询问病史。本病主要依靠 X 线和胃镜检查确诊。本病无并发症时体格检查通常无特殊发现,但巨大食管裂孔疝者胸部可叩出不规则鼓音区与浊音区,饮水后或被震动时,胸部或许可听到肠鸣音及震水声。

(二)鉴别诊断

本病应与心绞痛、心肌梗死、胃炎、消化性溃疡、上消化道肿瘤、胆道疾病以及胃肠或咽喉神经功能紊乱症等鉴别。出现吞咽困难者,更应与食管癌鉴别。与后者不同的是,本病的吞咽困难发生在吞咽之末,而不是在其始;呈长期间歇发作,而非进行性恶化;有时小口进食比大口进食更易引起咽下困难;症状可突然出现,并持续几分钟、几小时或几天,也可突然消失或逐渐缓解。如前所述,食管裂孔疝可以引起食管缩短,需注意与先天性短食管鉴别。少数情况下,先天性短食管因症状相似被误诊为食管裂孔疝。

九、治疗

治疗原则主要是消除疝形成的因素,控制胃食管反流,促进食管排空以及减少胃酸的分泌。约 1/4 的患者可无症状,亦不需要特殊治疗。有临床症状者应避免诱因。肥胖者减轻体重。晚餐距睡眠时间宜长,可使卧床时胃已排空。

十、预防与预后

(一)预防

注意控制长期增高腹腔压力的因素如妊娠、腹水、慢性咳嗽、习惯性便秘等,可减少食管裂孔疝的发生。

(二)预后

一般预后良好。急性期患者有严重并发症时通过鼻胃管胃肠减压等可缓解症状。成功的减压可产生明显的效果,引出大量胃内气体、液体。减压可为手术前抢救及其他准备赢得时间,如果胃内减压不良提示预后差。

第三节 Barrett 食 管

Barrett 食管是指食管下段的复层扁平上皮被化生的单层柱状上皮所取代的一种病理现象,可伴或不伴有肠上皮化生。其中伴有肠上皮化生属于食管腺癌的癌前病变,至于不伴有肠上皮化生是否属于癌前病变,目前仍有争议。2013 年英国胃肠病学会制定的《Barrett 食管诊治指南》将 Barrett 食管定义为:在内镜下食管远端 Z 线的任何部分上移超过 GEJ≥1 cm,并经活检证实有柱状上皮化生。

一、流行病学

随着消化内镜的广泛应用,近 30 年来 Barrett 食管被逐渐认识和报道。由于缺乏 GEJ 的确切定义和 Barrett 食管的诊断标准,该病的患病率仍不明确。

二、病因和发病机制

尽管 Barrett 食管与胃食管反流之间的关系已被大多数学者接受,但 Barrett 食管确切的发病机制仍不明确。影响两者之间转化的因素仍不清楚,一般认为胃食管反流是最重要的病理基础,此外十二指肠-胃-食管反流以及食管运动功能障碍也与 Barrett 食管的发生有关。长期以来一直存在着两种学说,即

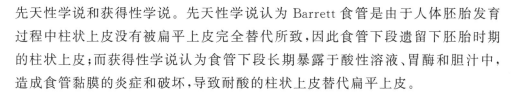

先天性学说和获得性学说。先天性学说认为 Barrett 食管是由于人体胚胎发育过程中柱状上皮没有被扁平上皮完全替代所致,因此食管下段遗留下胚胎时期的柱状上皮;而获得性学说认为食管下段长期暴露于酸性溶液、胃酶和胆汁中,造成食管黏膜的炎症和破坏,导致耐酸的柱状上皮替代扁平上皮。

三、病理

食管下段的复层扁平上皮被化生的单层柱状上皮所取代即可诊断为 Barrett 食管。食管下段化生的柱状上皮的组织学可分为胃底型、贲门型和肠上皮化生型:①胃底型,与胃底上皮相似,可见主细胞和壁细胞,但 Barrett 食管上皮萎缩较明显,腺体较少且短小。此型多分布在 Barrett 食管的远端近贲门处;②贲门型,与贲门上皮相似,有胃小凹和黏液腺,但无主细胞和壁细胞;③肠化生型,表面有微绒毛和隐窝,杯状细胞是其特征性细胞。

Barrett 食管还可以伴有或不伴有不同程度的异型增生,其程度的不同决定了内镜下随访和治疗方案的选择。因此明确有无异型增生及其程度至关重要:①轻度异型增生,结构正常,细胞核增大浓染,但胞核不超过细胞大小的 1/2,可见有丝分裂象。杯状细胞和柱状细胞的黏蛋白减少,并可见到萎缩的杯状细胞;②重度异型增生,结构发生改变,可有分枝出芽,呈绒毛状伸向黏膜表面。细胞核浓染并超过细胞大小的 1/2。可不规则地分层,核分裂象多见,杯状细胞和柱状细胞通常缺失,黏液产生缺失或减少,这种异常可延伸至黏膜表面。

四、临床表现

扁平上皮被柱状上皮取代并不会引起临床症状,因此 Barrett 食管主要表现为胃食管反流病的症状,如烧心、反酸、胸骨后疼痛和吞咽困难等。但近年来流行病学资料发现,有接近 40% 的患者并无胃食管反流病症状。部分患者表现为食管外症状,如慢性咳嗽、慢性咽炎、哮喘、睡眠障碍等。

五、辅助检查

(一)内镜及组织学活检

内镜检查和组织学活检是诊断 Barrett 食管的"金标准",因此如何区分内镜下鳞-柱状上皮交界处和胃食管交界处、明确内镜下表现与分型、正确取材及病理学诊断至关重要。

(二)食管测压及 pH 监测

Barrett 食管患者食管下端括约肌功能不全,食管下段压力减低,容易形成胃食管反流,且对反流性物质的清除能力下降,因此通过对患者食管内压力及pH进行监测,对诊断 Barrett 食管的存在有一定参考意义。

(三)X 线检查

X 线检查可有食管裂孔疝及反流性食管炎的表现,较难发现 Barrett 食管,也不是此症的特异性表现。

六、诊断与鉴别诊断

(一)诊断

本病的诊断主要根据内镜检查和食管黏膜活检。当内镜检查发现食管下段有柱状上皮化生表现时称为"内镜下可疑 Barrett 食管",经病理学检查证实有柱状细胞存在时即可诊断为 Barrett 食管,发现有肠上皮化生存在时更支持Barrett 食管的诊断。

(二)鉴别诊断

Barrett 食管是胃食管反流病的并发症,有发生食管腺癌的风险。因此需要仔细鉴别。根据内镜检查及病理活检有无柱状上皮化生即可区分胃食管反流病与 Barrett 食管;病理学鉴别 Barrett 食管与食管癌并不难。

七、治疗

Barrett 食管治疗原则是控制胃食管反流,消除症状,防治并发症。

(一)药物治疗

抑酸剂是治疗反流症状的主要药物。在抑酸药物中,质子泵抑制剂优于H_2-受体拮抗剂,但目前尚无确凿证据表明质子泵抑制剂能逆转柱状上皮化生或预防食管腺癌的发生。使用质子泵抑制剂时应按照胃食管反流病常规剂量并且足疗程进行。质子泵抑制剂效果不佳的原因可能是用药剂量不当或用药方法不当。有些患者可以合用质子泵抑制剂和 H_2-受体拮抗剂。促动力药、黏膜保护剂、镇痛药、平滑肌瞬时松弛抑制剂等对控制症状和治疗反流性食管炎亦有一定疗效。

(二)内镜治疗

内镜治疗适用于伴有重度异型增生和癌局限于黏膜层的 Barrett 食管患者。目前常采用的内镜治疗方法有内镜下黏膜切除术、射频消融术、氩等离子凝固术、高频电治疗、激光治疗、光动力治疗冷冻消融等。对不伴异型增生的 Barrett

食管,因其癌变的概率低,不提倡内镜治疗。伴有轻度异型增生的 Barrett 食管癌变概率亦较低,可先行内镜随访,若进展为重度异型增生,应行内镜治疗。几项临床研究发现,接受内镜下射频消融治疗的重度异型增生患者发生腺癌的概率明显降低。因此,建议有异型增生的患者采用内镜下食管射频消融术,而无异型增生的患者不推荐应用。

八、预防与预后

Barrett 食管筛查是指对有可能发生 Barrett 食管的高危人群进行检查,确定其是否伴 Barrett 食管、异型增生或食管腺癌。不推荐对所有具有反流症状的人群进行内镜筛查,但在伴有慢性胃食管反流症状和多种癌症危险因素的患者中进行筛查。若患者的一级亲属(≥1 名)有 Barrett 食管或食管腺癌病史,则也应接受 Barrett 食管筛查。

对 Barrett 食管患者进行定期随访,目的是早期发现异型增生和癌变,随访的时间根据异型增生的程度而定。对不伴异型增生者应每 2 年复查 1 次,如两次复查后未检出异型增生和早期癌,可将复查时间延长至 3 年;伴轻度异型增生者,第 1 年应 6 个月复查 1 次内镜,若异型增生及病情进展,可每年复查 1 次。伴有重度异型增生者,有两个选择:①建议内镜或手术治疗;②密切随访,每 3 个月复查 1 次胃镜,直至检出黏膜内癌。

第四节 食管贲门黏膜撕裂综合征

食管贲门黏膜撕裂综合征是指由于腹内压或胃和食管内压力突然增加,使食管下段或胃贲门联合部黏膜和黏膜下层纵行撕裂,引起以上消化道出血为主的综合征。临床表现以不同程度的呕血或黑便为主要表现,也可有裂伤而不出血者。

一、流行病学

本病由 Mallory 和 Weiss 于 1929 年首先描述。近年来由于内镜的广泛使用并对上消化道出血患者进行早期检查,本综合征的发现率明显增高。国内外对此病的报道越来越多,证实它是上消化道出血的重要原因之一,占上消化道出血原因的 2.7%～14.7%。但其确切发病率,尤其是未合并出血的食管贲门黏膜撕裂症的发病率如何,现在仍不清楚,总的说来本病男性多于女性,30～50 岁多见。

二、病因学和发病机制

任何原因引起的腹内或胃食管内压力增高到一定程度时,均可导致本病发生。剧烈呕吐的原因包括酗酒、妊娠反应、急性胃肠炎、急性胰腺炎、急性胆囊炎、内镜检查、尿毒症等。引起胃内压力增高的其他因素还有剧烈咳嗽、用力排便、举重、分娩等,也可发生于胸外心脏按压、哮喘持续状态、癫痫发作以及食管裂孔疝伴呕吐等情况时。Lundberg 等尸检时发现 10% 的贲门黏膜撕裂伤是在胸外按压下发生的。食管裂孔疝、消化性溃疡、胃炎、食管炎、肝硬化、尿毒症等疾病能引起食管胃黏膜脆弱,可能在食管贲门黏膜撕裂症的发病上起促进作用。其中食管裂孔疝的作用最显著,42%～80% 的患者伴有食管裂孔疝。食管裂孔疝还可以影响黏膜裂伤发生的部位,Watts 认为安静时有食管裂孔疝的患者撕裂多位于胃的贲门部,而不伴裂孔疝的患者撕裂多位于食管的远端,平时无裂孔疝而在呕吐时产生一过性裂孔疝的患者则撕裂易骑跨于食管与胃交界处。

三、病理

食管贲门黏膜撕裂伤多见于食管右侧壁和贲门小弯侧,由于黏膜纵行裂伤所需的张力仅为横向撕裂的 1/2,所以黏膜裂伤均为纵行裂开。多数裂伤仅累及黏膜及黏膜下层,很少达到肌层。黏膜下层血管丰富,当小动脉受累时,可发生严重出血。病变大小不一,长 3～20 cm,宽 2～3 cm。镜下可见到急性炎性溃疡,裂口上有血液和纤维脓性渗出物,其局部水肿和急性炎症,无纤维组织反应。

四、临床表现

本病的主要症状是呕血。其特点是在恶心或剧烈呕吐之后,随即呕吐鲜血,血量多少不等,若动脉出血,多数为大量呕血,可达 3 000 mL;严重时可引起休克和死亡。少数患者呕血量不多或仅在呕吐物中见到血迹;部分患者无呕血症状仅有黑粪,亦有少数裂伤而不伴有出血者。与食管自发性破裂相比,心窝部疼痛极不明显,大多数患者仅表现为无痛性出血。

五、辅助检查

(一)实验室检查

血常规红细胞计数及血红蛋白总量多降低。

(二)内镜检查

内镜检查是目前确诊的最有效手段。可见食管下段或贲门部纵行线状的急性溃疡,多为单发,也可有多发,边缘锐利,裂伤长度一般 0.3～2.0 cm,宽 2～3 mm。病变轻者仅见一条出血性裂痕,周围黏膜炎症反应不明显。病变重者,表面覆盖血痂或伴活动性出血,或基底部有黄白色脓性物,周围黏膜充血水肿。胃镜下可将裂伤出血分为 5 类:①活动性动脉性喷血;②活动性血管渗血;③可见血管显露;④裂伤处黏附有新鲜血痂;⑤单纯性裂伤。

检查最好在 24 小时内进行,超过 2～3 天可因撕裂愈合而影响诊断。愈合后的撕裂表现为具有红色边缘的灰白色线状瘢痕。有穿透性损伤可能时内镜检查应慎重。

(三)X 线检查

在无内镜设备或禁忌内镜检查时可用 X 线钡餐或碘油食管造影检查(不能排除穿透性损伤时不宜用钡餐检查)。X 线检查诊断参考价值较小,仅少数病例可见在食管壁或贲门壁有造影剂填充,气钡双重造影可能增加阳性率。活动性出血表现为出血小动脉呈一圆形透明影,此处钡剂受阻流向异常,甚至被活动性出血截断或冲走。

(四)其他

上消化道钡餐检查也可用于在出血停止后确定是否伴食管裂孔疝等其他上消化道疾病。

选择性腹腔动脉造影也有助于诊断。可经股动脉选择性插管至胃左动脉,观察胃左动脉及其食管支动脉,活动性出血者可见造影剂外溢现象,且出血速度须达到 0.5 mL/min 以上。

六、诊断与鉴别诊断

(一)诊断标准

有导致腹内压增高的诱因和病史;频繁呕吐,继之出现呕血的临床表现;内镜检查有确诊价值。

(二)鉴别诊断

本病最主要须与可引起上消化道出血的其他疾病相鉴别,另外须注意排除食管全层破裂。

1.消化性溃疡出血

消化性溃疡是上消化道出血的最主要原因。原有上腹部反复发作疼痛及反酸、嗳气、饱胀等其他消化道症状,疼痛发作有一定周期性、规律性,出血前腹痛常减轻,可考虑出血原因以消化性溃疡的可能性最大。部分消化性溃疡患者无腹痛而以上消化道出血为首发症状的,但无本病的酗酒等导致剧烈呕吐或干呕的病史,多数患者自觉腹部胀满不适后,一开始呕吐即呕出咖啡色液或暗红血液。确切鉴别依靠内镜检查。

2.急性胃黏膜病变出血

有严重创伤、感染、休克、大面积烧伤、脑血管意外、大手术等病史,或服用非类固醇类抗炎药吲哚美辛、保泰松或肾上腺皮质激素类药物史,内镜检查可见广泛的胃黏膜糜烂、表浅溃疡和出血点。

3.食管胃底静脉曲张破裂出血

原有肝炎、肝硬化等慢性肝病史或血吸虫病史者,应首先考虑由于门静脉高压所致的食管或胃底静脉曲张破裂出血。患者常有肝硬化体征,如面色晦暗、腹壁静脉曲张、肝脏质地坚硬、脾大、腹水等。肝功能检查常有异常,血常规除血红蛋白低外,还可见白细胞和血小板计数明显减少。B超和CT等检查可证实肝脏疾病的存在。X线检查食管黏膜串珠样改变,内镜下见食管和/或胃底静脉曲张可以鉴别。

4.自发性食管破裂

此病的病因与发病机制与食管贲门黏膜撕裂征相同,但撕裂程度严重,可达食管壁全层。发病时有胸骨后或剑突下撕裂样剧痛,继而大量呕血,常同时出现纵隔炎的表现。体征有锁骨上窝的皮下气肿,并向颈部和胸骨上方发展,听诊时出现与心脏收缩一致的嚼骨音,叩诊呈鼓音,伴前胸痛。

七、治疗

(一)一般治疗

卧床休息,严密监测生命体征及每小时尿量,保持呼吸道通畅,避免呕吐时引起窒息。定期复查血常规,必要时监测中心静脉压,尤其是老年患者。出血时给予禁食,出血停止后24小时可以进食流质。必要时胃肠减压。

(二)内科药物治疗

1.镇静止吐

呕吐剧烈者可以给予止呕镇静药,如可给甲氧氯普胺、多潘立酮、莫沙必利、地西泮等。

2.补充血容量

出血多者应积极抗休克治疗,保证充足的静脉通道,必要时输血。需保持血细胞比容在30%以上,血红蛋白浓度在70 g/L以上。但应避免输血及输液量过多引起急性肺水肿或再出血。

3.积极止血

(1)全身止血药:静脉使用垂体后叶素、氨基己酸(6-氨基己酸)、氨甲苯酸、巴曲酶(血凝酶)等。

(2)局部止血措施:口服止血药物,如0.8%去甲肾上腺素生理盐水溶液、凝血酶等。由于黏膜出血属于动脉性,双囊三腔管压迫止血不能达到止血目的,反而气囊使食管胃连接处扩张导致纵行裂伤加大和加剧出血。

(3)抑制胃酸分泌:只有当胃内pH>6.0以上时,才能有效地形成血小板聚集及血液凝固,所以须快速提升胃内pH。通常静脉给予制酸剂,包括H_2-受体阻滞剂(如法莫替丁等)、质子泵抑制剂(如泮托拉唑等),临床上多采用后者。

(4)加强黏膜保护,可口服硫糖铝、双八面体蒙脱石、复方谷氨酰胺等。

(三)内镜治疗

随着内镜技术的发展,内镜治疗技术在消化道出血紧急止血中起到非常重要的作用。

1.局部喷洒止血术

其机制是利用局部喷洒药物收缩血管或在创面形成收敛膜以达到止血的目的。如在内镜下创面喷洒5%孟氏液、去甲肾上腺素溶液。主要用于活动性渗出性出血,尤其适用于撕裂较表浅者。

2.注射止血术

其机制是通过向撕裂边缘或出血点注射药物,以压迫、收缩血管或通过局部凝血作用达到止血目的。

3.金属钛夹止血术

该方法是近年来国内外广泛开展的一种有效的内镜止血术。其基本方法是在内镜直视下,利用金属止血夹,直接将出血血管或撕裂的黏膜夹持住,起到机械压迫止血及缝合作用,达到立即止血及预防再出血的目的。主要适用于有活动性及再出血迹象的撕裂患者。该方法止血率高,安全,操作简便,组织损伤小,并发症少,仅个别报道有穿孔发生。钛夹通常在1~3周自行脱落,随粪便排出体外。

4.微波止血术

微波治疗可使组织中的极性离子在瞬间发生局部高速震荡,从而产生高温,使蛋白凝固,达到止血的目的。在内镜下将微波电极紧贴出血处行固化治疗,选择功率为 30～50 W,通电时间 5～8 秒,辐射后病变处出现白色凝固斑或呈棕黑色,可多点辐射,直到出血停止。

5.其他

电凝止血术,该方法是利用高频电流通过人体产生热效应,使组织凝固,从而止血。方法与微波止血术相似。电凝止血术疗效可达 80％～90％,其并发症主要有穿孔和出血,在操作时电凝强度不能过高,通电时间不能太长,术后给予口服肠道抗生素、止血药及黏膜保护剂等,24 小时内禁食。其他还有热探头止血术、激光光凝治疗等,其基本原理均为使局部产生高温,达到组织凝固止血目的。

八、预后

大多数患者经积极补液、禁食、制酸、保护黏膜及止血等治疗是可以治愈的。

第五节　食管憩室

食管壁的一层或全层局限性膨出,形成与食管腔相通的囊袋,称为食管憩室。

一、分类

(一)按照部位

(1)咽食管憩室:发生于咽与食管连接部。

(2)食管中段憩室:见于食管中段,靠近气管分叉处。

(3)膈上憩室。

(二)按憩室壁结构

(1)真性憩室,憩室含有正常食管壁全部组织结构,包括黏膜、黏膜下层和肌层。

(2)假性憩室,憩室只含有黏膜和黏膜下层。

(三)根据发生机制

(1)膨出型憩室,由于食管腔内压力过高,食管内外有压力差,使黏膜和黏膜下层从肌层薄弱点缝隙疝出腔外,故属假性憩室;多发生于咽部和膈上 5～10 cm处。

(2)牵引型憩室,由食管邻近的纵隔炎性病变愈后瘢痕收缩牵拉管壁(全层)形成,故属真性憩室。牵引型大多发生在气管分叉附近,多因该处淋巴结炎症或淋巴结结核感染后与附近的食管壁发生粘连及瘢痕收缩所致。

二、病因和发病机制

(一)咽食管憩室

因咽下缩肌与环咽肌之间有一薄弱的三角区,加上肌活动的不协调,即在咽下缩肌收缩将食物下推时,环咽肌不松弛或过早收缩,致食管黏膜自薄弱区膨出,使局部黏膜和黏膜下层疝出腔外。属膨出型假性憩室。久之,憩室逐渐增大,下垂于食管后之脊柱前间隙,甚至可抵上纵隔。

(二)食管中段憩室

气管分叉或肺门附近淋巴结炎症,形成瘢痕,牵拉食管全层。大小一般 1～2 cm,可单发,也可多发。憩室颈口多较大,不易淤积食物。

(三)膈上憩室

食管下段近膈上处,从平滑肌层的某一薄弱处,因某种原因像贲门失弛缓症、食管裂孔疝等引起食管内压力增高,压迫黏膜和黏膜下层,使其经由肌层膨出腔外。好发于食管下段后右方。少数为食管全层膨出形成真性憩室。

三、临床表现

(1)咽食管憩室早期无症状。当憩室增大,可在吞咽时有咕噜声。若憩室内有食物潴留。可引起颈部压迫感。淤积的食物分解腐败后可发生恶臭味,并致黏膜炎症水肿,引起咽下困难。体检有时颈部可扪到质软肿块,压迫时有咕噜声。巨大憩室可压迫喉返神经而出现声音嘶哑。如反流食物吸入肺内,可并发肺部感染。

(2)食管中段憩室常无症状。若发生炎症水肿时,可有咽下哽噎感或胸骨后、背部疼痛感。

(3)膈上憩室的主要症状为胸骨后或上腹部疼痛,有时出现咽下困难或食物反流。

四、辅助检查

(一)食管吞钡 X 线检查

食管吞钡 X 线检查可观察到食管各段憩室。需要注意的是如果憩室较小，则有可能被充盈钡剂的食管所掩盖，因此检查时应注意观察，并嘱患者适当移动体位。

(二)食管压力测定

进行食管压力测定，以了解可能同时存在的食管运动功能障碍。

五、诊断

(1)咽食管憩室诊断主要靠食管吞钡 X 线检查确诊。可显示憩室的部位、大小、连接部等。

(2)食管中段憩室诊断主要依靠食管吞钡 X 线检查确诊。有时行食管镜检查排除癌变。

(3)膈上憩室诊断主要依靠食管吞钡 X 线检查，可显示憩室囊、憩室颈及其位置方向。

六、治疗

(1)咽食管憩室因有许多症状和并发症，一般以外科治疗为主。憩室甚小、症状轻微或年老体弱患者，可采用保守治疗。

手术治疗一期完成。环咽肌切开，无论是否行憩室切除，对环咽肌功能失调和憩室本身都是一极有效的治疗方法。直径 1～2 cm 的憩室不必切除，仅从憩室基部起始将所有的环咽肌纤维作黏膜外纵行切开，憩室即可消失。较大憩室则需从其基部切除，手术并发症很少。若一般情况不宜手术者，可改变体位、每次进食时推压按摩颈部，减少食物淤积，并于食后喝温开水冲净憩室内食物残渣。

(2)食管中段憩室临床上无症状者，不需手术。若并有炎症、水肿时，可含消炎及解痉药物以缓解症状。如果并发出血、穿孔或有明显症状者，可考虑手术治疗。游离被外牵的食管壁，予以复位或切除憩室。

(3)膈上憩室症状轻微或直径<3 cm 者，多不需治疗。有明显症状，如吞咽困难和胸痛症状进行性加重者，或食物淤积者，或憩室呈悬垂状，或直径大者，可考虑切除憩室，同时处理食管、膈肌的其他疾病。

第六节 食 管 癌

食管癌是发生于食管上皮的恶性肿瘤,从病理学上可分为食管鳞状细胞癌(简称鳞癌)和食管腺癌,我国以鳞癌多见,约占 90%,近年来腺癌也有增多趋势。

一、流行病学

本病发病情况不同国家和地区差异很大,以非洲肯尼亚最高,日本、印度和中国的发病率也较高。在中国,以河南、河北、山西 3 省交界的太行山地区发病率最高,如河南林县发病率高达 310/10 万人口;四川盆地西北部的盐亭、南部 3 县交界地区及苏北地区、鄂皖交界的大别山区、闽粤交界地区和新疆哈萨克族聚居地区等,均有相对集中的食管癌高发区。这些地区食管癌的平均病死率超过 100/10 万。移民流行病学还发现,食管癌的发生有一定的种族差异,美国黑人比白人食管癌发病率高,旅居新加坡的中国人发病率明显高于当地人。食管癌多见于 40 岁以上的男性,60~70 岁最多见,70 岁以后发病率逐渐降低;男性多于女性,男女之比为(1.6~2):1,高发地区患病年龄提前约 10 年。

二、病因学

食管癌的确切病因目前尚不完全清楚,有认为可能与人们的居住环境、饮食习惯、生活方式及遗传易感性等因素有关,是多种因素综合作用的结果。

(一)亚硝胺类化合物

亚硝胺类化合物能引起多种动物食管癌;高发区居民胃液中含有亚硝胺,饮水和食品中亚硝胺的含量显著高于低发区。

(二)真菌

某些真菌产生的毒素可诱发动物食管鳞癌,我国高发区居民食用发酵、霉变食物较普遍。

(三)微量元素

我国食管癌高发区环境中钼、硒、锌、镁等较低,它们的缺乏影响组织修复,也使粮食、蔬菜中硝酸盐集聚。

(四)饮食及不良习惯

食物中维生素缺乏、进食过快过烫、粗硬食物,长期饮酒和吸烟、咀嚼槟榔等与食管癌有关。

(五)慢性刺激

贲门失弛缓症、食管良性狭窄等长期刺激可诱发食管癌。

(六)遗传

食管癌有家族倾向,有家族史者迁移到低发区后,仍有相对较高的发生率。

(七)人类乳头状病毒

该病毒可能与鳞状细胞癌发生有关。

(八)Barrett 食管

Barrett 食管是食管腺癌的主要病因。

三、病理

据组织发生学研究发现,食管黏膜上皮在各种致癌因素的长期作用下,首先引起食管黏膜的慢性炎症和上皮增生,增生的上皮细胞发生异常增生,进而发展成为原位癌,食管癌高发区居民食管上皮增生的发生率高。食管上皮不典型增生为食管癌癌前病变,应列为重点防治对象。

据统计,食管癌50％以上发生在食管中段,约30％在下段,食管上段最低,约为20％。部分食管下段癌由胃贲门癌延伸所致,中、晚期常和食管下段原发癌在临床上不易区别,故又称为食管贲门癌。

四、临床表现

(一)早期症状

早期食管癌患者的主要症状为胸骨后不适、烧灼感或疼痛,食物通过时局部有异物感或摩擦感,有时吞咽食物时在某部分有停滞感或轻度梗阻感,这些症状以进食干硬、粗糙或刺激性食物时明显。下段食管癌可出现剑突下或上腹部不适、呃逆和嗳气等。早期症状通常比较轻微和短暂,时轻时重,时有时无,间歇时间长短不一,部分患者早期无症状。

(二)中晚期症状

1.吞咽困难

该症状是食管癌的特征性症状,起初症状较轻,呈间歇性,随着病变的发展,

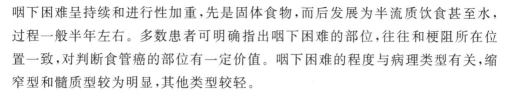

咽下困难呈持续和进行性加重,先是固体食物,而后发展为半流质饮食甚至水,过程一般半年左右。多数患者可明确指出咽下困难的部位,往往和梗阻所在位置一致,对判断食管癌的部位有一定价值。咽下困难的程度与病理类型有关,缩窄型和髓质型较为明显,其他类型较轻。

2.食物反流

由于食管癌的浸润使狭窄近段食管发生扩张,食物及分泌物潴留,常出现食物反流和呕吐症状,反流和呕吐物包括食物、黏液、血液和脱落的坏死组织等,带有腐臭味,这些潴留物误吸入气道可造成吸入性肺炎甚至窒息。

3.疼痛

表现为咽下疼痛,胸骨后或肩背等区域间歇性或持续性钝痛,灼痛甚至撕裂痛,常常提示食管癌已外侵,系食管周围炎、癌性深溃疡、脊柱转移等原因所致。下胸段或贲门部肿瘤引起的疼痛可以发生在上腹部。

4.出血

食管癌侵及血管可出现呕血和黑便,以溃疡型多见,肿瘤外侵至胸主动脉可造成致死性大出血。

5.其他

肿瘤侵犯引起声音嘶哑、纵隔炎、纵隔脓肿、肺炎、肺脓肿、气管食管瘘、心包炎等。全身广泛转移者出现黄疸、腹水、昏迷、呼吸困难、骨折等症状,终末期常因食管梗阻、滴水难进,出现消瘦、脱水、衰竭、恶病质等。

五、辅助检查

(一)内镜检查

直接观察病灶,明确病灶部位大小、色泽、与正常组织的关系。直观地了解食管壁的僵硬程度、扩张、狭窄和蠕动情况,内镜下对病灶做刷检或活组织检查可获得确诊,帮助大体分型,是食管癌早期诊断的最重要手段,也适合于接受各种治疗后的疗效观察和随访。有严重心肺疾患、全身衰竭和脊柱严重畸形者,不能行内镜检查。但常规胃镜通常无法了解癌肿的浸润深度和食管壁外情况。近年来放大内镜、色素内镜、窄谱内镜和共聚焦内镜的临床应用大大提高了对早期食管的诊断和鉴别能力。

(二)超声内镜

近年来超声内镜检查术对食管癌的诊断、治疗和预后的判断具有重要的价值。该方法能精确判定食管癌的壁内外浸润深度,显示食管旁异常肿大的淋巴结,明确肿瘤病灶与周围器官间的相互关系,必要时可行诊断性穿刺协助确诊。但对食管严重狭窄者,超声内镜无法通过狭窄部,而使判断病灶范围的作用受到限制。

六、诊断与鉴别诊断

(一)诊断

1.临床诊断

根据临床症状、体征及影像学检查,如果出现吞咽食物时有哽噎感、异物感、胸骨后疼痛或出现明显的吞咽困难,以及食管造影发现食管黏膜局限性增粗、局部管壁僵硬、充盈缺损或龛影等表现,或胸部 CT 检查发现食管管壁的环形增厚或不规则增厚,可临床诊断为食管癌,但临床诊断需经病理学确诊。

2.病理诊断

根据临床症状、体征及影像学检查,如果内镜检查刷片细胞学或活检阳性;或临床诊断为食管癌,食管外病变(锁骨上淋巴结、皮肤结节)经活检或细胞学检查证实可明确诊断为食管癌。

(二)鉴别诊断

食管癌需与下列疾病相鉴别。

1.贲门失弛缓症

该病可能为迷走神经、食管下段肌神经丛退行性变或对胃泌素作用过分敏感等引起的食管蠕动减弱和食管下端括约肌失弛缓。临床表现为咽下困难和食管反流,通常症状呈间歇性,病程较长,与精神因素有关,无进行性营养不良。X 线造影检查见食管下端扩张更明显,贲门梗阻呈梭状或鸟嘴状,边缘光滑。内镜见食管下端扩张,贲门口痉挛狭窄,黏膜呈放射状整齐分布,有时见黏膜充血、糜烂,活组织检查阴性,吸入或口服硝酸甘油类、硝苯地平等能缓解症状。

2.胃食管反流病

因食管下端括约肌功能异常,胃及十二指肠内容物反流入食管而引起的食管黏膜慢性炎症,临床表现为胸骨下端疼痛、烧灼感、食物反流和轻度咽下困难。一般病程较长,症状反复发作,营养状况影响少,内镜检查见黏膜充血、水肿、糜烂或溃疡,无肿瘤依据。

3.食管良性狭窄

由长期反复发作的反流性食管炎、食管腐蚀伤后瘢痕形成,食管外伤和食管胃手术后等引起。临床表现为不同程度的吞咽困难,通常病程长、变化少,X 线

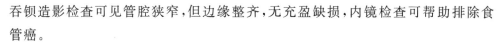

吞钡造影检查可见管腔狭窄,但边缘整齐,无充盈缺损,内镜检查可帮助排除食管癌。

4.食管结核

多因食管周围纵隔、淋巴结结核浸润至食管壁所致,临床表现为咽下困难和结核中毒症状。X线见病变部位有溃疡和充盈缺损,黏膜破坏和管壁僵硬不如肿瘤明显。脱落细胞和活检不能发现癌细胞。通常发病年龄小于食管癌,抗结核治疗有效,则有助于鉴别。

5.食管良性肿瘤

主要包括食管平滑肌瘤、食管息肉、食管囊肿、食管血管瘤、脂肪瘤、神经纤维瘤等。一般病程较长,临床症状较轻微,病灶的体积和临床症状不平行,无全身消耗症状。X线检查显示黏膜光整,病灶边缘整齐,界限清楚,管壁无僵硬,蠕动正常,内镜检查结合活组织检查可诊断。

6.食管外压性改变

食管周围器官某些疾病如血管先天性异常,主动脉瘤、胸内甲状腺、纵隔原发或转移性肿瘤等,均可压迫造成食管狭窄,临床出现吞咽困难等症状而误诊为食管癌。因食管壁本身结构功能均良好,故可通过X线和内镜检查与食管癌进行鉴别。超声内镜是目前用于鉴别食管外压性病变的最佳方法。

7.食管中段的憩室

常有吞咽障碍、胸骨后疼痛等症状,而吞咽困难较少。食管憩室有发生癌变的机会,因此在诊断食管憩室的时候应避免漏诊。

8.其他

还应与一些全身性疾病如糖尿病、皮肌炎、硬皮病、系统性硬化和强直性肌营养不良等导致的咽下困难进行鉴别。也需和癔症引起的"咽下困难"区别。这些疾病主要影响的是食管壁的收缩、扩张和蠕动功能,食管腔无明显改变,因此一般都能够通过病史、X线和内镜检查加以区别。

七、治疗

(一)放射治疗

放射治疗是治疗食管癌的重要手段之一。根据肿瘤的部位、病变范围、食管梗阻程度和全身状况选择治疗方案。食管癌放射治疗包括根治性放射治疗、同步放化学治疗、姑息性放射治疗、术前和术后放射治疗等。凡全身状况中等、食管未完全梗阻、胸段食管癌无远处转移、无气管侵犯、无穿孔出血者和病灶

≤7 cm者,均可进行根治性放射治疗。目前食管癌放射治疗病例大多为无法手术切除,有手术禁忌证或拒绝手术者。部分病例旨在缓解食管梗阻、减轻疼痛、改善生活质量、延长生命的姑息性放射治疗。但对有恶病质、食管穿孔、食管气管瘘、纵隔炎、纵隔脓肿及大出血的病例,应禁忌放射治疗。同步放射治疗、化学治疗时剂量为 $50\sim50.4$ Gy$(1.8\sim2$ Gy/d)。单纯放射治疗国内习惯使用剂量为 $60\sim70$ Gy/$6\sim7$ w。采用常规的放射治疗技术,应注意对肺、肾、心脏和脊髓的保护,以避免对它们的严重放射性损伤。三维适形放射治疗技术是目前较先进的放射治疗技术。如条件允许可用于食管癌患者,并用 CT 机来进行放射治疗计划的设计,确认和实施。

(二)化学治疗

外科手术和放射治疗仍是目前治疗食管癌的主要方法,但是多数病例在确诊时都已进入中晚期,无法进行根治性手术或放射治疗。近年来国内外研究表明,辅助性化学治疗能明显增加中晚期患者癌肿的切除率并延长其生存期。因此目前化学治疗不仅用于治疗晚期食管癌,还广泛地用于手术和放射治疗患者,成为食管癌综合治疗不可缺少的一部分。单药化学治疗有效率较低,为 15%~41%,联合化学治疗总有效率为 34%~76%。随着新药的不断出现和合理的联合运用,对一些中晚期患者确有一定的治疗作用,但目前其疗效仍属于短期缓解,需要多疗程的治疗。食管癌化学治疗分为姑息性化学治疗、新辅助化学治疗(术前)、辅助化学治疗(术后)。顺铂+氟尿嘧啶(DDP+5-FU)是食管鳞癌最常用的化学治疗方案,其他可选择的有顺铂+多西紫杉醇(DDP+TXT);顺铂+紫杉醇(DDP+PTX)或奥沙利铂+氟尿嘧啶(Oxaliplatin+5-FU)。食管腺癌常用的方案是多柔比星+顺铂+氟尿嘧啶(ECF)方案。

八、预防

避免一些高危因素如吸烟和重度饮酒、防霉、去除亚硝胺、改变不良饮食生活习惯和改善营养卫生。处于食管癌高发区,年龄在 40 岁以上,有肿瘤家族史或者有食管癌的癌前疾病或癌前病变者是食管癌的高危人群。高发区高危人群进行食管癌筛查可以早期发现食管癌,改善食管癌患者的生存。

九、预后

对于新发食管癌患者应建立完整病案和相关档案资料,治疗后定期随访和进行相应检查。治疗后前两年每 4 个月 1 次,两年后每 6 个月 1 次,直到 4 年,以后每年 1 次。

第三章 胃 部 疾 病

第一节 消化性溃疡

消化性溃疡是指在各种致病因子的作用下,黏膜发生的炎症与坏死性病变,病变深达黏膜肌层,常发生于与胃酸分泌有关的消化道黏膜,其中最常见的是胃溃疡(gastric ulcer,GU)和十二指肠溃疡(duodenal ulcer,DU)。

一、流行病学

消化性溃疡是全球常见病,一般认为人群中约有 10% 在其一生中患过消化性溃疡。统计资料提示消化性溃疡发病率呈下降趋势。本病可发生在任何年龄,以 20～50 岁居多,GU 多见于中老年,DU 多见于青壮年,前者比后者发病高峰迟约 10 年。男性患病比女性多[(2～5):1]。临床 DU 比 GU 多见,两者之比为(2～3):1,但有地区差异,胃癌高发区 GU 占的比例有所增加。

二、病因

(一)幽门螺杆菌感染

幽门螺杆菌(Helicobacter pylori,Hp)感染是消化性溃疡的主要病因:①消化性溃疡患者中 Hp 感染率高,而 Hp 是慢性胃窦炎的主要病因,几乎所有 DU 均有慢性胃窦炎,大多数 GU 是在慢性胃窦炎基础上发生的。②Hp 感染改变了黏膜侵袭因素与防御因素之间的平衡。其一,Hp 凭借其毒力因子的作用,在胃型黏膜(胃黏膜和有胃窦化生的十二指肠黏膜)定居繁殖,诱发局部炎症和免疫反应,损害局部黏膜的防御/修复机制,导致溃疡发生。其二是 Hp 感染促使胃蛋白酶和胃酸分泌增加,增强侵袭因素,使溃疡发生概率大大增加。③根除 Hp 可促进溃疡愈合和显著降低溃疡复发率。

不同部位的幽门螺杆菌感染引起溃疡的机制有所不同。在以胃窦部感染为主的患者中,幽门螺杆菌通过抑制 D 细胞活性,导致高胃泌素血症,引起胃酸分泌增加。同时,幽门螺杆菌亦可直接作用于肠嗜铬样细胞,释放组胺,引起壁细胞分泌增加。这种胃窦部的高酸状态易诱发 DU。一般认为幽门螺杆菌感染引起的胃黏膜炎症削弱了胃黏膜的屏障功能,GU 好发于泌酸区与非泌酸区交界处的非泌酸区侧,反映了胃酸对受损黏膜的侵蚀作用。

(二)胃酸和胃蛋白酶分泌异常

"无酸,无溃疡"的观点得到普遍认可。消化性溃疡的最终形成是由于胃酸及胃蛋白酶对黏膜的自身消化所致。胃蛋白酶活性是 pH 依赖性的,在 $pH > 4$ 时便失去活性,无酸情况下罕有溃疡发生及抑制胃酸分泌药物可促进溃疡愈合的事实,均确证胃酸在消化性溃疡形成过程中的决定性作用,为直接原因。GU 患者往往存在胃排空障碍,食物在胃内潴留促进胃窦分泌胃泌素,从而引起胃酸分泌增加。

(三)非类固醇类抗炎药(NSAIDs)的应用

NSAIDs 是消化性溃疡的主要致病因素之一,且在上消化道出血中起重要作用。NSAIDs 使溃疡出血、穿孔等并发症发生的危险性增加 4~6 倍,而老年人中,消化性溃疡及并发症发生率和病死率均与 NSAIDs 有关。其危险性除与服用 NSAIDs 种类、剂量和疗程有关外,尚与高龄、同时服用糖皮质激素、抗凝药等因素有关。

NSAIDs 致消化性溃疡的机制为削弱黏膜的防御和修复功能,损害作用包括局部和系统作用两方面,系统作用是主要致溃疡机制,主要通过抑制环氧合酶(COX)而起作用。COX 是花生四烯酸合成前列腺素的限速酶,有两种异构体,为结构型 COX-1 和诱生型 COX-2。COX-1 在组织细胞中恒量表达,催化生理性前列腺素合成。传统的 NSAIDs 如吲哚美辛、阿司匹林等,旨在抑制 COX-2 而减轻炎症反应,因特异性差,同时抑制了 COX-1,致胃黏膜生理性前列腺素 E 合成不足,后者通过增加黏膜血流、黏液和碳酸氢盐分泌及细胞保护等作用,参与维持黏膜防御和修复功能。

(四)遗传因素

遗传素质对消化性溃疡的致病作用在 DU 较 GU 明显。但随着 Hp 在消化性溃疡发病中的重要作用得到认识,遗传因素的重要性受到了挑战,但遗传因素的作用不能就此否定。例如单卵双胎同胞发生溃疡的一致性都高于二卵双胎。

（五）胃十二指肠运动异常

DU 患者胃排空加快，使十二指肠球部酸负荷增大；GU 患者存在胃排空延缓和十二指肠-胃反流，使胃黏膜受损。

（六）应激和心理因素

急性应激可引起急性消化性溃疡。心理波动可影响胃的生理功能，主要通过迷走神经机制影响胃十二指肠分泌。运动和黏膜血流的调控与溃疡发病关系密切，如原有消化性溃疡患者、焦虑和忧伤时，症状可复发和加剧。

（七）其他危险因素

其他危险因素如吸烟、饮食、病毒感染等。

三、发病机制

GU 主要发病机制是防御、修复因素减弱，而 DU 的发病机制主要是侵袭因素增强。

消化性溃疡是最常见的消化系统疾病之一，主要包括胃和十二指肠溃疡及特殊类型溃疡，如隐匿型溃疡、复合性溃疡、幽门管溃疡、球后溃疡、巨大溃疡、应激性溃疡等。消化性溃疡主要病变是黏膜的局限性组织缺损、炎症与坏死性病变，深达黏膜肌层。近年发现其发病与 Hp 感染、NSAIDs 等药物关系密切。消化性溃疡的发病机制主要与黏膜的损害因素和黏膜自身的防御修复因素之间失去平衡有关，其中最常见的病因是胃酸分泌异常、Hp 感染和 NSAIDs 的广泛应用等。

四、临床表现

（一）症状

上腹痛为主要症状，可为钝痛、灼痛、胀痛或剧痛，也可仅有饥饿样不适感。典型者有轻或中度剑突下持续疼痛。服抑酸剂或进食可缓解。

（二）体征

溃疡活动时剑突下可有一固定而局限的压痛点，缓解时无明显体征。

（三）特殊类型的消化性溃疡

（1）无症状性溃疡：占 15%～35%，老年人多见，无任何症状。

（2）老年人消化性溃疡：临床表现不典型，大多数无症状或症状不明显，疼痛无规律，食欲缺乏，恶心，呕吐，体重减轻，贫血症状较重。

（3）复合性溃疡：指胃和十二指肠同时存在的溃疡，DU 先于 GU 出现，幽门梗阻发生率较单独 GU 或 DU 高。

（4）幽门管溃疡，常缺乏典型周期性，节律性上腹痛餐后很快出现，对抗酸药反应差，易出现呕吐或幽门梗阻，穿孔、出血也较多，内科治疗差，常要手术治疗。多发生于 50～60 岁。

（5）球后溃疡指发生于十二指肠球部以下的溃疡，多发生于十二指肠乳头的近端后壁。夜间疼痛和背部放射痛更多见，易并发出血，药物治疗反应差。X 线易漏诊，应用十二指肠低张造影辅助诊断，若球后溃疡越过十二指肠第二段者，多提示有胃液素瘤。

（四）多数消化性溃疡特点

多数消化性溃疡有以下一些特点：①慢性过程呈反复发作，病史可达几年甚至十几年。②发作呈周期性、季节性（秋季、冬春之交发病），可因精神情绪不良或服 NSAIDs 诱发。③发作时上腹痛呈节律性。

五、并发症

（一）出血

消化性溃疡是上消化道出血最常见的原因，出血量与被侵蚀的血管大小有关。一般出血 50～100 mL 即可出现黑便。超过 1 000 mL，可发生循环障碍，每小时内出血超过 1 500 mL，可发生休克。第一次出血后约 40% 可以复发，出血多发生在起病后 1～2 年，易为 NSAIDs 诱发。

（二）穿孔

消化性溃疡穿孔可引起 3 种后果：①溃破入腹腔引起弥漫性腹膜炎（游离穿孔）。②溃疡穿孔并受阻于毗邻实质性器官如肝、胰、脾等（穿透性溃疡）。③溃疡穿孔入空腔器官形成瘘管。

（三）幽门梗阻

主要由 DU 或幽门管溃疡引起溃疡急性发作时，可因炎症水肿和幽门平滑肌痉挛而引起暂时性梗阻，可随炎症的好转而缓解，慢性梗阻主要由于瘢痕收缩而呈持久性。餐后疼痛加重，伴恶心呕吐，可致失水和低钾低氯性碱中毒。

（四）癌变

少数 GU 可发生癌变，DU 不发生癌变。有长期慢性 GU 史，年龄在 45 岁以上，溃疡顽固不愈者（8 个月严格内科治疗无效）应警惕癌变。

六、辅助检查

(一)Hp 检测

常规检测 Hp 侵入性试验首选快速尿素酶试验诊断 Hp 感染。用于活检标本,非侵入性试验中的^{13}C 尿素呼气试验或^{14}C 尿素呼气试验作为根除治疗后复查的首选。

(二)胃液分析

GU 患者胃酸分泌正常或降低,部分 DU 患者胃酸分泌增加。胃液分析诊断不做常规应用。

(三)血清检查

促胃液素测定不是常规检查,疑有促胃液素瘤时做。血清促胃液素值一般与胃酸分泌成反比。但促胃液素瘤时,促胃液素和胃酸同时升高。

(四)大便隐血试验

DU 或 GU 有少量渗血,该试验可阳性,但治疗 1～2 周可转阴。

七、诊断与鉴别诊断

(一)诊断

病史中典型的周期性和节律性上腹痛是诊断的主要线索,确诊靠内镜检查和 X 线钡餐检查。

1.X 线钡餐检查

龛影凸出于胃、十二指肠轮廓之外,外周有一光滑环堤,周围黏膜辐射状。间接征象不能确诊溃疡。

2.内镜检查

多为圆形或椭圆形、直径多＜1 cm、边缘整齐的溃疡,底部充满灰黄色或白色渗出物,周围黏膜充血,水肿,皱襞向溃疡集中。内镜对胃后壁溃疡和巨大溃疡比 X 线钡餐更准确。

(二)鉴别诊断

1.功能性消化不良

有消化不良的症状而无溃疡及其他器质性疾病者,检查完全正常或仅有轻度胃炎。多见于年轻妇女。表现为餐后上腹饱胀,嗳气,反酸,恶心和食欲减退,症状酷似 PU。鉴别有赖于 X 线及胃镜检查。

2.慢性胆囊炎或胆石症

疼痛与进食油腻有关,位于右上腹并放射至背部,伴发热、黄疸的典型症状易于和 PU 鉴别,对于症状不明显者,需借助 B 超或内镜下逆行胆道造影检查。

3.胃癌

GU 与胃癌难以从症状上作出鉴别,必须依赖钡餐检查和内镜检查(取组织做病理检查)。恶性溃疡 X 线钡餐检查示龛影位于胃腔之内,边缘不整,龛影周围胃壁强直,呈结节状,向溃疡聚集的皱襞有融合中断现象;内镜下恶性溃疡形状不规则,底凹凸不平,苔污秽,边缘呈结节状隆起。

4.促胃液素瘤

促胃液素瘤是胰腺非 B 细胞瘤能分泌大量促胃液素者所致。肿瘤往往很小(<1 cm),生长缓慢,半数为恶性,大量促胃液素可刺激壁细胞增生,分泌大量胃酸,使上消化道经常处于高酸环境,导致胃,十二指肠球部和不典型部位(十二指肠降段、横段甚至空肠近端)发生多发性溃疡。与常见 PU 鉴别主要是溃疡发生于不典型部位,具难治性特点,有过高胃酸分泌及空腹血清促胃液素 >200 pg/mL,常 >500 pg/mL。

八、治疗

消化性溃疡治疗的策略,首先要区分 Hp 阳性还是阴性。如果阳性,则应首先抗 Hp 治疗,必要时加 2~4 周抑酸治疗;对 Hp 阴性的溃疡及 NSAIDs 相关溃疡,可按过去常规治疗。至于是否进行维持治疗,应根据危险因素的有无,综合考虑后作出决定。

(一)一般治疗

一般治疗包括消除病因,如根除 Hp、禁用或慎用对胃黏膜有损伤的药物等。

(二)药物治疗

消化性溃疡的治疗药物主要包括以下 4 类。

1.降低胃内酸度

一般包括中和胃酸的药物以及抑制胃酸分泌的药物。中和胃酸的药物包括氢氧化铝、氧化镁、复方氢氧化铝片等;抑制胃酸分泌的药物临床常用的有两类,其一是 H_2-受体拮抗剂,如西咪替丁、雷尼替丁、法莫替丁等,其二是质子泵抑制剂,如奥美拉唑、兰索拉唑、泮托拉唑等。

2.保护消化道黏膜

黏膜保护药是促进黏膜修复、提高溃疡愈合质量的基本手段。如各种剂型的胶态铋、硫糖铝、铝碳酸镁等。

3. 抗 Hp 治疗

对 Hp 阳性的消化性溃疡,无论初发或复发,有无并发症,均应根除 Hp,这是促进溃疡愈合和防止复发的基本措施。目前对于广大患者,特别是在发达城市、中心地区以及对 Hp 常用抗生素耐药的地方,应推荐含铋剂的四联疗法作为首次治疗,以提高根除率,防止继发耐药;而对于广大农村、边远地区以及社区基层耐药较低的人群,则仍可采用以 PPIs 三联或铋三联为主的传统三联疗法。

4. 对症治疗

消化性溃疡对症治疗的要点是调节胃肠功能。根据患者症状酌情分别给予解痉剂(阿托品、溴苯胺太林、颠茄片等)、促动力剂(多潘立酮、伊托比利、莫沙比利、马来酸曲美布汀等)、抗胆汁反流剂(铝碳酸镁、考来烯胺、甘羟铝片等)。

(三)其他治疗

1. 心理治疗

神经精神心理因素与消化性溃疡的关系十分密切,调节神经功能,避免精神刺激,调整心态十分重要。应保持心情舒畅、乐观、平和,树立战胜疾病的信心,针对患者实际情况进行心理疏导,酌情给予镇静药或抗抑郁药。

2. 饮食治疗

消化性溃疡的进食原则是易消化、富营养、少刺激。应避免刺激性食物、烟酒、咖啡、浓茶和非类固醇类抗炎药。

3. 手术治疗

如有上消化道大出血、胃出口梗阻、难治性溃疡经内科治疗无效者;如有急性穿孔或巨型溃疡、重度异型增生等恶变倾向者,应考虑外科手术治疗。

第二节　急性胃炎

急性胃炎是多种病因引起的胃黏膜的急性炎症。内镜检查以一过性胃黏膜充血、水肿、出血、糜烂或浅表溃疡为特点。病理学以胃黏膜固有层见中性粒细胞为主的炎性细胞浸润为特点。按照病理改变不同,急性胃炎通常分为急性单纯性胃炎、急性糜烂出血性胃炎、特殊病因引起的急性胃炎如急性腐蚀性胃炎、急性化脓性胃炎等。其中以细菌及其毒素引起的急性单纯性胃炎最为常见。

一、急性单纯性胃炎

急性单纯性胃炎又称急性非特异性胃炎、急性浅表性胃炎,是由多种原因引起的急性胃黏膜非特异性炎症。

(一)病因

1.理化因素

过冷、过热的食物和饮料,浓茶、咖啡、烈酒、刺激性调味品、过于粗糙的食物均可刺激胃黏膜,破坏黏膜屏障。

2.生物因素

生物因素包括细菌及其毒素。常见致病菌为沙门菌、嗜盐菌、致病性大肠埃希菌等,常见毒素为金黄色葡萄球菌或肉毒杆菌毒素,尤其是前者较为常见。进食污染细菌或毒素的食物数小时后即可发生胃炎,或同时合并肠炎此即急性胃肠炎。葡萄球菌及其毒素摄入后亦可合并肠炎,且发病更快。近年因病毒感染而引起本病者渐多。

3.其他

胃内异物或胃石、胃区放射治疗均可作为外源性刺激,导致本病。情绪波动、应激状态及体内各种因素引起的变态反应也可作为内源性刺激而致病。

(二)病理

病变多为弥漫性,也可为局限性,仅限于胃窦部黏膜。显微镜下表现为黏膜固有层炎性细胞浸润,以中性粒细胞为主,也有淋巴细胞、浆细胞浸润。黏膜水肿、充血以及局限性出血点、小糜烂坏死灶在显微镜下清晰可见。

(三)临床表现

临床上以感染或进食细菌毒素污染食物后所致的急性单纯性胃炎为多见。一般起病较急,在进食污染食物后数小时至 24 小时发病,临床症状轻重不一,表现为中上腹不适、疼痛,以至剧烈的腹部绞痛、厌食、恶心、呕吐,因常伴有肠炎而有腹泻,大便呈水样,严重者可有发热、呕血和/或便血、脱水、休克和酸中毒等临床症状。因饮酒、刺激性食物和药物引起的急性单纯性胃炎多表现为上腹部胀满不适、疼痛,食欲减退、恶心、呕吐等消化不良临床症状,临床症状轻重不一,伴肠炎者可出现发热、中下腹绞痛、腹泻等临床症状。体检有上腹部或脐周压痛,肠鸣音亢进。实验室检查外周血白细胞总数增加,中性粒细胞比例增多。伴有

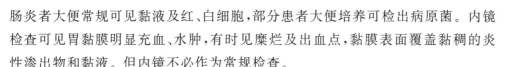

肠炎者大便常规可见黏液及红、白细胞,部分患者大便培养可检出病原菌。内镜检查可见胃黏膜明显充血、水肿,有时见糜烂及出血点,黏膜表面覆盖黏稠的炎性渗出物和黏液。但内镜不必作为常规检查。

(四)诊断

根据病史、临床表现,诊断并不困难。需注意与早期急性阑尾炎、急性胆囊炎、急性胰腺炎等鉴别。

(五)治疗

1.一般治疗

应去除病因,卧床休息,停止一切对胃有刺激的食物或药物,给予清淡饮食,必要时禁食,多饮水,腹泻较重时可饮糖盐水。

2.对症治疗

(1)腹痛者可行局部热敷,疼痛剧烈者给予解痉止痛药,如阿托品、复方颠茄片、山莨菪碱等。

(2)剧烈呕吐时可注射甲氧氯普胺。

(3)必要时给予口服 H_2-受体拮抗药,如西咪替丁、雷尼替丁,减少胃酸分泌,以减轻黏膜炎症;也可应用铝碳酸镁或硫糖铝等抗酸药或黏膜保护药。

3.抗感染治疗

一般不需要抗感染治疗,但由细菌引起尤其伴腹泻者,可选用小檗碱、呋喃唑酮、磺胺类制剂、诺氟沙星等喹诺酮制剂、庆大霉素等抗菌药物。

4.维持水、电解质及酸碱平衡

因呕吐、腹泻导致水、电解质紊乱时,轻者可给予口服补液,重者应予静脉补液,可选用平衡盐液或 5% 葡萄糖盐水,并注意补钾;对于有酸中毒者可用 5% 碳酸氢钠注射液予以纠正。

(六)预后

本病为自限性疾病,病程较短,去除病因后可自愈,预后较好。

二、急性糜烂出血性胃炎

急性糜烂出血性胃炎又称急性胃黏膜病变,是指由各种病因引起的,以胃黏膜糜烂、出血为特征的急性胃黏膜病变。

(一)病因

引起急性糜烂出血性胃炎的病因有以下几方面。

1.药物

常见的药物有 NSAIDs,如阿司匹林、吲哚美辛、保泰松、肾上腺皮质激素、一些抗肿瘤化学治疗药物等,这些药物可以直接损伤胃黏膜。NASIDs 类药物通过 COX-1 的作用而抑制胃黏膜生理性前列腺素的产生,而前列腺素在维持胃黏膜血流和黏膜屏障等方面有重要作用,从而削弱胃黏膜的屏障功能。肾上腺皮质激素可使盐酸和胃蛋白酶分泌增加,胃黏液分泌减少、胃黏膜上皮细胞的更新速度减慢而导致本病。某些抗肿瘤药如氟尿嘧啶对快速分裂的细胞如胃肠道黏膜细胞可产生明显的细胞毒作用。

2.乙醇

乙醇对胃黏膜的损伤作用较强,其损伤作用主要通过几个途径:①对胃黏膜上皮细胞的直接损伤,破坏胃黏膜上皮细胞的完整及胃黏膜屏障功能。②对黏膜下血管损伤,主要引起血管内皮细胞损伤、血管扩张、小血管破裂、黏膜下出血等改变,造成胃黏膜屏障功能破坏,引起胃黏膜损伤。③黏膜上皮及血管内皮损伤引起局部大量炎症介质产生,中性粒细胞浸润,局部细胞损伤进一步加重。

3.应激

引起应激的主要因素有:严重感染、严重创伤、大手术、大面积烧伤、休克、颅内病变、败血症和其他严重脏器病变或多器官功能衰竭等。严重应激可使胃血管发生痉挛性收缩,引起胃黏膜缺血缺氧,导致胃黏膜损伤,糜烂、出血,严重者可发生急性溃疡。

(二)病理

本病典型表现为广泛的糜烂、浅表性溃疡和出血,常有簇状出血病灶,可遍布全胃或仅累及一部分。显微镜检查见胃黏膜上皮失去正常柱状形态而呈立方形或四方形,并有脱落,黏膜层出血伴急性炎性细胞浸润。

(三)临床表现

临床表现轻重不一,可无临床症状或为原发病临床症状掩盖。急性糜烂出血性胃炎是上消化道出血的常见病因之一,呕血和黑便是本病的主要表现。出血常为间歇性,大量出血可引起晕厥或休克。内镜检查,尤其是 24～48 小时内行急诊胃镜检查可见胃黏膜糜烂、出血或浅表溃疡,多为弥漫性,也可为局限性。应激所致病变多位于胃体和胃底,而 NSAIDs 或酒精所致病变以胃窦为主。

(四)诊断

近期服药史、严重疾病、大量饮酒史及临床表现可提示本病,结合急诊胃镜检查有助于诊断。必须指出的是,急诊胃镜检查须在 24～48 小时内进行,超过48 小时病变将消失。

(五)治疗

去除致病因素,积极治疗原发病。

三、急性腐蚀性胃炎

急性腐蚀性胃炎是由于误服或误用强酸等后引起胃黏膜广泛腐蚀而造成的急性胃炎,严重者可出现穿孔。

(一)病因

吞服强酸(硫酸、盐酸)、强碱(氢氧化钾、氢氧化钠)等或其他腐蚀剂造成。

(二)病理

累及部位主要为食管和胃窦。主要的病理变化为黏膜充血、水肿和黏液增多。严重者可发生糜烂、溃疡、坏死,甚至穿孔,晚期病变愈合后可能出现消化道狭窄。

(三)临床表现

急性腐蚀性胃炎病变程度及临床表现与腐蚀剂种类、浓度、吞服量、胃内有无食物贮存、与黏膜接触时间长短等因素有关。吞服腐蚀剂后,最早出现的临床症状为口腔、咽喉、胸骨后及中上腹部剧烈疼痛,常伴有吞咽疼痛、咽下困难、频繁的恶心呕吐。严重者可呕血,呼吸困难,发热,血压下降。食管穿孔可引起食管气管瘘及纵隔炎,胃穿孔可引起腹膜炎。与腐蚀剂接触后的消化道可出现灼痂。在急性期过后,后期的主要临床症状为梗阻,患者可逐渐形成食管、贲门或幽门瘢痕性狭窄,也可形成萎缩性胃炎。

(四)诊断

由于各种腐蚀剂中毒的处理不同,因此在诊断上重要的是一定要明确腐蚀剂的种类、吞服量与吞服时间;检查唇与口腔黏膜痂的色泽(如黑色痂提示硫酸、灰棕色痂提示盐酸、深黄色痂提示硝酸、醋酸呈白色痂,而强碱可使黏膜呈透明水肿);同时要注意呕吐物的色、味及酸碱反应;必要时收集剩余的腐蚀剂作化学分析,对于鉴定其性质最为可靠。在急性期内,避免 X 线钡餐及胃镜检查,以防出现食管或胃穿孔。

(五)治疗

腐蚀性胃炎是一种严重的急性中毒,必须积极抢救。服毒后除解毒剂外不进其他食物,严禁洗胃,以避免穿孔。若服强酸,可给牛奶、蛋清或植物油,但不宜用碳酸氢钠中和强酸,以产生二氧化碳导致腹胀,甚至胃穿孔。若服用强碱,可给予食醋或适量果汁。常给予抗菌药物以防感染。抑酸药物应该静脉足量给予,维持到口服治疗,以减少胃酸对胃黏膜病灶的损伤。发生食管狭窄时,可用探条扩张或内镜下球囊扩张。

四、急性化脓性胃炎

本病临床较为少见,多继发于全身系统性感染或全身免疫功能低下引起的感染。多由化脓性细菌通过血液或淋巴循环至胃黏膜下层,引起急性炎症,并可扩展至胃壁全层,又称急性蜂窝织炎性胃炎。严重者可发生穿孔。

(一)病因

急性化脓性胃炎是由化脓菌侵犯胃壁所致,致病菌以溶血性链球菌多见,约占70%,其次为金黄色葡萄球菌、大肠杆菌、产气荚膜菌、肺炎球菌等。细菌侵入胃壁的途径有以下几种。

(1)胃溃疡、慢性胃炎、胃憩室、胃癌等,可致胃黏膜损伤,吞下的致病菌可通过受损的黏膜侵犯胃壁。

(2)败血症、感染性心内膜炎、骨髓炎等疾病时,致病菌通过血流进入胃壁。

(3)胆囊炎、腹膜炎时,致病菌可通过淋巴系统进入胃壁。

(二)病理

严重化脓性炎症时,黏膜下层大量中性粒细胞浸润、黏膜坏死、血栓形成和出血。本病可累及全胃,但很少累及贲门或幽门,最常见于胃远端1/2。

(三)临床表现

本病以全身败血症和急性腹膜炎症为其主要临床表现。通常表现为上腹部疼痛、寒战、高热。常伴有恶心呕吐,呕吐物常混有胆汁,少部分可呕吐出脓血样物,具有诊断价值。可并发胃穿孔、腹膜炎、血栓性门静脉炎及肝脓肿。

(四)治疗

急性化脓性胃炎治疗成功的关键在于早期诊断。治疗措施包括早期足量给予抗生素抗感染治疗,纠正休克、水与电解质紊乱等。形成局限性脓肿而内科保守治疗无效时,可考虑胃部分切除。

第三节 慢 性 胃 炎

慢性胃炎是指由不同病因引起的胃黏膜的慢性炎症或萎缩性病变,临床上十分常见,占接受胃镜检查患者的 80%~90%,随着年龄增长萎缩性病变的发生逐渐增高。

一、流行病学

多数慢性胃炎患者无任何临床症状,难以获得确切的患病率。由于 Hp 现症感染者几乎均存在慢性胃炎,但考虑到除 Hp 感染外,胆汁反流、药物、自身免疫性等因素也可引起慢性胃炎,因此慢性胃炎的患病率可能高于或略高于 Hp 感染率。

2011 年由中华医学会消化内镜学分会组织开展了一项横断面调查,纳入包括 10 个城市、30 个中心、共计 8907 例有上消化道临床症状、经胃镜证实的慢性胃炎患者。结果表明,慢性非萎缩性胃炎最常见(59.3%),其次是慢性非萎缩或萎缩性胃炎伴糜烂(49.4%),慢性萎缩性胃炎比例高达 23.2%。胃窦病理提示萎缩者占 35.1%,高于内镜提示萎缩的比例(23.2%);伴肠化者占 32.0%,上皮内瘤变占 10.6%。研究表明,我国目前慢性萎缩性胃炎的发病率较高。

二、病因

慢性胃炎病因尚不十分明确,目前认为与 Hp 感染、十二指肠液反流、自身免疫因素、饮食习惯等有关。

(1)Hp 感染是慢性胃炎最主要的病因,Hp 能长期定居于胃窦黏膜小凹,分解尿素产生 NH_3,还有 VagA 蛋白,损伤上皮细胞,细胞毒素相关基因蛋白引起炎症反应。

(2)自身免疫性胃炎以富含壁细胞的胃体黏膜萎缩为主,患者血液中有自身抗体,伴恶性贫血者还可查到内因子抗体,本病可伴其他自身免疫病,如慢性淋巴细胞性甲状腺炎等。自身抗体攻击壁细胞,使壁细胞减少,致胃酸分泌减少或丧失,内因子与内因子抗体结合,阻碍维生素 B_{12} 吸收,从而导致恶性贫血。

(3)十二指肠液反流,幽门括约肌松弛为原因之一,反流液能削弱黏膜屏障功能。

(4)饮食和环境因素:流行病学研究显示,饮食中高盐和缺乏新鲜蔬菜水果与胃黏膜萎缩的发生密切相关。长期幽门螺杆菌感染,部分患者可发展为慢性多灶性萎缩性胃炎,但发生率存在很大的地区差异。世界范围研究发现萎缩性胃炎发生率的地区差异大体与地区间胃癌发病率的差异相平行,提示慢性萎缩性胃炎的发生还涉及幽门螺杆菌感染以外的其他因素。

(5)其他因素:如服用 NSAIDs、酗酒、某些刺激性食物可反复损伤胃黏膜。幽门括约肌功能不全时,含胰液和胆汁的十二指肠液反流入胃,可削弱胃黏膜屏障功能。

三、病理

慢性胃炎的过程是胃黏膜损伤与修复的慢性过程,其主要组织病理学特征是炎症、萎缩与肠化。

炎症表现为黏膜层以淋巴细胞和浆细胞为主的慢性炎性细胞浸润,幽门螺杆菌引起的慢性胃炎常见淋巴滤泡形成。根据慢性炎性细胞密集程度和浸润深度分级。正常:单个核细胞每高倍视野不超过 5 个,如数量略超正常而内镜无明显异常时,病理可诊断为无明显异常;轻度:慢性炎性细胞浸润较少,局限于黏膜浅层,不超过黏膜层的 1/3;中度:慢性炎性细胞浸润较密集,浸润深度超过 1/3 而不及 2/3;重度:慢性炎性细胞浸润密集,浸润深度达黏膜全层。中心粒细胞浸润时提示有活动性炎症,称为慢性活动性炎症,多提示存在幽门螺杆菌感染。

慢性炎症过程中出现胃黏膜萎缩,主要表现为胃黏膜固有腺体数量减少甚至消失。胃黏膜萎缩组织学上有两种类型:①化生性萎缩,胃固有腺体被肠化或假幽门腺体替代;②非化生性萎缩,胃黏膜腺体被纤维组织或纤维肌性组织替代或炎性细胞浸润引起固有腺体数量减少。肠化或假幽门腺化生不是胃固有腺体,因此尽管胃腺体数量未减少,但也属萎缩。根据固有腺体数量减少的程度进行分级。轻度:固有腺体减少不超过原有腺体的 1/3;中度:固有腺体减少超过1/3,但未超过 2/3;重度:固有腺体减少超过 2/3。

所谓肠上皮化生是指萎缩的腺体被肠腺样腺体所代替,是机体的一种适应性反应。有研究发现 50 岁以上患者肠腺发生率为 90% 以上,认为肠腺化生是胃黏膜退行性变,提出肠腺化生定义应结合年龄因素。异性增生是重要的胃癌癌前病变,是指胃黏膜细胞在再生过程中其结构和功能偏离正常轨道,表现为细胞的异型性和腺体结构的紊乱,根据严重程度分为轻度、中度和重度。上皮内瘤变分为低级别和高级别。异型增生和上皮内瘤变是同义词,后者是世界卫生组织(WHO)国际癌症研究协会推荐使用的术语。

四、临床表现

多数慢性胃炎患者无任何临床症状,有临床症状者主要为消化不良,且为非特异性。消化不良临床症状的有无和严重程度与慢性胃炎的内镜所见及胃黏膜的病理组织学分级无明显相关性。

五、辅助检查

(1)胃镜检查及胃黏膜活组织病理学检查是诊断慢性胃炎的主要依据。非萎缩性胃炎内镜下可见红斑、黏膜粗糙不平、出血点(斑)、黏膜水肿、渗出等基本表现。萎缩性胃炎内镜下可见黏膜红白相间,以白为主,皱襞变平甚至消失,黏膜血管暴露,黏膜呈颗粒或结节状等基本表现;病理检查胃固有腺体减少,即可诊断为萎缩性胃炎。

(2)Hp 检测有多种方法,如组织学、细菌培养、尿素酶、^{13}C 和 ^{14}C 尿素呼气试验或粪便 Hp 抗原检测。

(3)根据病情亦可考虑选择胃液分析、血清胃泌素、自身抗体及血清维生素 B_{12} 检测等。

六、诊断与鉴别诊断

鉴于多数慢性胃炎患者无任何临床症状,即使有临床症状也缺乏特异性,而且缺乏特异性体征,因此根据临床症状和体征难以做出慢性胃炎的正确诊断。慢性胃炎的确诊主要依赖内镜检查和胃黏膜活检组织学检查,尤其是后者的诊断价值更大。慢性胃炎的诊断应力求明确病因。建议常规检测 Hp。在慢性胃炎中,胃体萎缩者血清胃泌素 G17 水平显著升高,胃蛋白酶原 I 或胃蛋白酶原 I 和 II 的比值降低;胃窦萎缩者,前者降低,后者正常;全胃萎缩者则两者均降低。因此,血清胃泌素 G17 以及胃蛋白酶原 I 和 II 的检测有助于判断胃黏膜有无萎缩和萎缩的部位。萎缩性胃体炎可由 Hp 感染或自身免疫所致,怀疑自身免疫所致者建议检测血清胃泌素、维生素 B_{12} 以及壁细胞抗体、内因子抗体等。

七、治疗

慢性胃炎的治疗目的是缓解临床症状和改善胃黏膜炎性反应;治疗应尽可能针对病因,遵循个体化原则。无临床症状、Hp 阴性的慢性非萎缩性胃炎无须特殊治疗;但对慢性萎缩性胃炎,特别是严重的慢性萎缩性胃炎或伴有上皮内瘤变者应注意预防其恶变。

Hp 相关性胃炎是否均需根除 Hp 尚缺乏统一意见。国内 Hp 感染处理共识推荐对有胃黏膜萎缩、糜烂或有消化不良临床症状者根除 Hp。慢性胃炎的主要临床症状为消化不良,其临床症状应属于功能性消化不良。根除治疗可使 Hp 阳性的功能性消化不良患者临床症状得到长期缓解。根除 Hp 可使胃黏膜组织学得到改善,对预防消化性溃疡和胃癌等有重要意义,对改善或消除消化不良临床症状也具有费用-疗效比优势。有胃黏膜糜烂和/或以反酸、上腹痛等临床症状为主者,可根据病情或临床症状严重程度选用抗酸剂、H_2-受体拮抗剂或质子泵抑制剂。

上腹饱胀、恶心或呕吐等为主要临床症状者可应用促动力药,如莫沙必利、盐酸伊托必利和多潘立酮等。而伴胆汁反流者则可应用促动力药和/或有结合胆酸作用的胃黏膜保护剂,如铝碳酸镁制剂。具有明显的进食相关的腹胀、食欲减退等消化不良临床症状者,可考虑应用消化酶制剂,如复方阿嗪米特、米曲菌胰酶、各种胰酶制剂等。

精神心理因素与消化不良临床症状发生相关,睡眠障碍或有明显精神因素者,常规治疗无效和疗效差者,可考虑进行精神心理治疗。

八、预后

慢性胃炎的转归包括逆转、持续稳定和病变加重状态。多数慢性非萎缩性胃炎患者病情较稳定,特别是不伴有 Hp 持续感染者。慢性萎缩性胃炎多数也较稳定。但中重度者不加任何干预,则可能进一步发展。伴有上皮内瘤变者发生胃癌的危险性有不同程度的增加。

一般认为,中、重度慢性萎缩性胃炎有一定的癌变率。为了既减少胃癌的发生,又方便患者且符合医药经济学要求,活检有中至重度萎缩并伴有肠化的慢性萎缩性胃炎 1 年左右随访 1 次,不伴有肠化或上皮内瘤变的慢性萎缩性胃炎可酌情内镜和病理随访。伴有低级别上皮内瘤变并证明此标本并非来自于癌旁者,根据内镜和临床情况缩短至 6 个月左右随访 1 次;而高级别上皮内瘤变需立即确认,证实后采取内镜下治疗或手术治疗。

第四节 胃 扭 转

胃扭转是由于胃固定机制发生障碍,或因胃本身及其周围系膜(器官)的异常,使胃沿不同轴向发生部分或完全的扭转。

本病可发生于任何年龄,多见于 30～60 岁,男女性别无差异。15％～20％胃扭转发生于儿童,多见于 1 岁以前,常同先天性膈缺损有关。2/3 的胃扭转病例为继发性,最常见的是食管旁疝的并发症,也可能同其他先天性或获得性腹部异常有关。

一、分类

(一)按病因

1.原发性胃扭转

致病因素主要是胃的支持韧带有先天性松弛或过长,再加上胃运动功能异常,如饱餐后胃的重量增加,容易导致胃扭转。除解剖学因素外,急性胃扩张、剧烈呕吐、横结肠胀气等亦是胃扭转的诱因。

2.继发性胃扭转

继发性胃扭转为胃本身或周围脏器的病变造成,如食管裂孔疝、先天及后天性膈肌缺损、胃穿透性溃疡、胃肿瘤、脾脏肿大等疾病,亦可由胆囊炎、肝脓肿等造成胃粘连牵拉引起胃扭转。

(二)按胃扭转的轴心

1.器官轴(纵轴)型胃扭转

此类型较少见。胃沿贲门至幽门的连线为轴心向上旋转。造成胃大弯向上、向左移位,位于胃小弯上方,贲门和胃底的位置基本无变化,幽门则指向下。横结肠也可随胃大弯向上移位。这种类型的旋转可以在胃的前方或胃的后方,但以前方多见。

2.系膜轴型(横轴)胃扭转

此类型最常见。胃沿着从大、小弯中点的连线为轴发生旋转。又可分为两个亚型:一个亚型是幽门由右向上向左旋转,胃窦转至胃体之前,有时幽门可达到贲门水平,右侧横结肠也可随胃幽门窦部移至左上腹;另一亚型是胃底由左向下向右旋转,胃体移至胃窦之前。系膜轴型扭转造成胃前后对折,使胃形成两个小腔。这类扭转中膈肌异常不常见,多为胃部手术并发症或为特发性,典型的为慢性不完全扭转,食管胃连接部并无梗阻,胃管或内镜多可通过。

3.混合型胃扭转

较常见,兼有器官轴型扭转及系膜轴型扭转两者的特点。

(三)按扭转范围

1.完全型扭转

整个胃除与横膈相附着的部分以外都发生扭转。

2.部分型扭转

仅胃的一部分发生扭转,通常是胃幽门终末部发生扭转。

(四)按扭转的性质

1.急性胃扭转

发病急,呈急腹症表现。常与胃解剖学异常有密切关系,在不同的诱因激发下起病。如食管裂孔疝、膈疝、胃下垂、胃的韧带松弛或过长。剧烈呕吐、急性胃扩张、胃巨大肿瘤、横结肠显著胀气等可成为胃的位置突然改变而发生扭转的诱因。

2.慢性胃扭转

有上腹部不适,偶有呕吐等临床表现,可以反复发作。多为继发性,除膈肌的病变外,胃本身或上腹部邻近器官的疾病,如穿透性溃疡、肝脓肿、胆道感染、膈创伤等亦可成为慢性胃扭转的诱因。

二、临床表现

胃扭转的临床表现与扭转范围、程度及发病的快慢有关。

(一)急性胃扭转

表现为上腹部突然剧烈疼痛,可放射至背部及左胸部。有时甚至放射到肩部、颈部并伴随呼吸困难,有时可有心电图改变,有可能被误诊为心肌梗死。急性胃扭转常伴有持续性呕吐,呕吐物量不多,不含胆汁,以后有难以消除的干呕,进食后可立即呕出,这是因为胃扭转使贲门口完全闭塞的结果。上腹部进行性膨胀,下腹部平坦柔软。大多数患者不能经食管插入胃管。急性胃扭转晚期可发生血管闭塞和胃壁缺血坏死,以致发生休克。

查体可发现上腹膨隆及局限性压痛,下腹平坦,全身情况无大变化,若伴有全身情况改变,提示胃部有血液循环障碍。反复干呕、上腹局限压痛、胃管不能插入胃内,这是急性胃扭转的三大特征,称为"急性胃扭转三联症"。但这三联症在扭转程度较轻时,不一定存在。

(二)慢性胃扭转

较急性胃扭转多见,临床表现不典型,多为间断性烧心感、嗳气、腹胀、腹鸣、

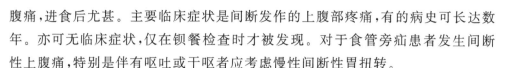

腹痛,进食后尤甚。主要临床症状是间断发作的上腹部疼痛,有的病史可长达数年。亦可无临床症状,仅在钡餐检查时才被发现。对于食管旁疝患者发生间断性上腹痛,特别是伴有呕吐或干呕者应考虑慢性间断性胃扭转。

三、辅助检查

(一)X 线检查

1.立位胸腹部 X 线平片

立位胸腹部 X 线平片可见两个液气平面,若出现气腹则提示并发胃穿孔。

2.上消化道钡餐

上消化道 X 线钡餐不仅能明确有无扭转,且能了解扭转的轴向、范围和方向,有时还可了解扭转的病因。器官轴型表现为胃大弯、胃底向前、从左侧转向右侧,胃大弯朝向膈面,胃小弯向下,后壁向前呈倒置胃,食管远端梗阻呈尖削影,腹食管段延长,胃底与膈分离,食管与胃黏膜呈十字形交叉。系膜轴型表现为食管胃连接处位于膈下的异常低位,而远端位于头侧,胃体、胃窦重叠,贲门和幽门可在同一水平面上。

(二)内镜检查

内镜检查有一定难度,进镜时需慎重。胃镜进入贲门口时可见到齿状线扭曲现象,贲门充血、水肿,胃腔正常解剖位置改变,胃前后壁或大、小弯位置改变,有些患者可发现食管炎、肿瘤或溃疡。

四、诊断与鉴别诊断

(一)诊断

(1)临床表现以间歇性腹胀、间断发作的上腹痛、恶心、轻度呕吐为主要临床症状,病程短者数天,长者达数年,进食可诱发。

(2)胃镜检查时,内镜通过贲门后,盘滞于胃底或胃体腔,并见远端黏膜皱襞呈螺旋或折叠状,镜端难通过到达胃窦,见不到幽门。

(3)胃镜下复位后,患者即感临床症状减轻,尤以腹胀减轻为主。

(4)上消化道 X 线钡剂检查示:胃囊部有两个液平;胃倒转,大弯在小弯之上;贲门幽门在同一水平面,幽门和十二指肠面向下;胃黏膜皱襞可见扭曲或交叉,腹腔段食管比正常增长等。

符合上述(1)~(3)或(1)~(4)条可诊断胃扭转。

(二)鉴别诊断

1.食管裂孔疝

主要临床症状为胸骨后灼痛或烧灼感,伴有嗳气或呃逆。常于餐后 1 小时内出现,可产生压迫临床症状如气促、心悸、咳嗽等。有时胃扭转可合并有疝,X 线钡餐检查有助于鉴别。

2.急性胃扩张

本病腹痛不严重,以上腹胀为主,有频繁的呕吐,呕吐量大且常含有胆汁。可插入胃管抽出大量气体及胃液。患者常有脱水及碱中毒征象。

3.粘连性肠梗阻

粘连性肠梗阻常有腹部手术史,表现为突然阵发性腹痛,排气排便停止,呕吐物有粪臭味,X 线检查可见肠腔呈梯形的液平面。

4.胃癌

胃癌多见于中老年,腹部疼痛较轻,查体于上腹部可触及节结形包块,多伴有消瘦、贫血等慢性消耗性表现。通过 X 线征象或内镜检查可与胃扭转相鉴别。

5.慢性胆囊炎

非急性发作时,表现为上腹部隐痛及消化不良的临床症状,进油腻食物诱发。可向右肩部放射,Murphy 征阳性,但无剧烈腹痛、干呕。可以顺利插入胃管,胆囊 B 超、胆囊造影、十二指肠引流可有阳性发现。

6.心肌梗死

心肌梗死多发生于中老年患者,常有基础病史,发作前有心悸、心绞痛等先兆,伴有严重的心律失常,特征性心电图、心肌酶学检查可协助鉴别。

五、治疗

急性胃扭转多以急腹症入外科治疗,手术通常是必需的。对于慢性胃扭转,医师和患者应权衡手术利弊。如果患者不愿意接受手术时,应使患者清楚病情有发展为急性胃扭转及其并发症的可能性。如果全胃位于胸腔或存在于食管旁疝,应施行手术预防急性发作。目前手术治疗慢性复发性胃扭转建议行胃扭转的复位术、胃固定术。对因膈向腹腔突出造成的胃扭转行膈下结肠移位术。合并有食管裂孔疝或膈疝者应作胃固定术及膈疝修补术。对有胸腹裂孔疝的儿童,应经腹关闭缺陷。伴有胃溃疡或胃肿瘤者可作胃大部切除。

另有一些急性和慢性胃扭转患者可通过内镜扭转复位。对可耐受手术的患者,行内镜减压可作为暂时性的处理,但不推荐用于治疗急性胃扭转。

六、预后

由于诊断和治疗措施的不断改进,急性胃扭转的病死率已下降至15%～20%,急性胃扭转的急症手术病死率约为40%,若发生绞榨则病死率可达60%。已明确诊断的慢性胃扭转患者的病死率为0～13%。

第五节　急性胃扩张

急性胃扩张是指短期内由于大量气体和液体积聚,胃和十二指肠上段的高度扩张而致的一种综合征。其发病原因可能是胃运动功能失调或机械性梗阻,通常为某些内外科疾病或麻醉手术的严重并发症,国内报道多因暴饮暴食所致。任何年龄均可发病,但以21～40岁男性多见。

一、病因和发病机制

急性胃扩张通常发生于外科手术后,也可见于非手术疾病包括暴饮暴食、延髓型脊髓灰质炎、慢性消耗性疾病、伤寒、机械性梗阻及分娩等。常见的病因可以归纳为两大类。

(一)胃及肠壁神经肌肉麻痹

引起胃及肠壁神经肌肉麻痹的原因主要有以下几方面。

(1)创伤、麻醉和外科手术,尤其是腹腔、盆腔手术及迷走神经切断术,均可直接刺激躯体或内脏神经,引起胃的自主神经功能失调,胃壁的反射性抑制,造成胃平滑肌弛缓,进而形成扩张。麻醉时气管插管,术后给氧和胃管鼻饲,亦可使大量气体进入胃内,形成扩张。

(2)中枢神经损伤。

(3)腹腔及腹膜后的严重感染。

(4)慢性肺源性心脏病、尿毒症、肝性脑病是毒血症及缺钾为主的电解质紊乱。

(5)情绪紧张、精神抑郁、营养不良所致的自主神经功能紊乱,使胃的张力减低和排空延迟。

(6)糖尿病神经病变、抗胆碱药物的应用均可影响胃的张力和胃排空。

（7）暴饮暴食可导致胃壁肌肉突然受到过度牵拉而引起反射性麻痹，也可产生胃扩张。

（8）各种外伤产生的应激状态，尤其是上腹部挫伤或严重复合伤，其发生与腹腔神经丛受强烈刺激有关。

（二）机械性梗阻

正常解剖中腹主动脉与肠系膜上动脉之间成一锐角，十二指肠横部位于其中。此段十二指肠又由 Treitz 韧带将十二指肠空肠曲固定而不易活动。胃扭转以及各种原因所致的十二指肠壅积症、十二指肠肿瘤、异物等均可引起胃潴留和急性胃扩张；幽门附近的病变，如脊柱畸形、环状胰腺、胰腺癌等偶可压迫胃的输出道引起急性胃扩张；躯体部上石膏套后 1～2 天引起的所谓"石膏套综合征"，可引起脊柱伸展过度，十二指肠受肠系膜上动脉压迫引起急性胃扩张。

有人认为神经肌肉麻痹和机械性梗阻两者可能同时存在，而胃壁肌肉麻痹可能占主导作用。

除了吞气症外，其他疾病所致的急性胃扩张的发病机制均不明确。术后急性胃扩张的发病机制与麻醉性肠梗阻相似。糖尿病酮症酸中毒时，代谢及电解质紊乱可能参与急性胃扩张的发病。外源性中枢去神经支配及平滑肌变性在神经源性胃扩张中起重要作用。

急性胃扩张的发生、发展是一个连续性的过程。胃及十二指肠受到各种病因的刺激，其自主神经反射性抑制，平滑肌张力减低，运动减弱，排空延缓。胃内气体增加，胃内压升高。当胃扩张到一定程度时，胃壁肌肉张力减弱，使食管与贲门、胃与十二指肠交界处形成锐角，阻碍胃内容物的排出。膨大的胃可压迫十二指肠，并将肠系膜及小肠挤向盆腔，导致肠系膜及肠系膜上动脉受牵拉压迫十二指肠，造成幽门远端梗阻。胃液、胆汁、胰液及十二指肠液分泌增多并积存于胃及十二指肠却不被重吸收，加上吞咽及发酵产生的气体，胃、十二指肠进一步扩张。扩张进一步引起肠系膜被牵拉而刺激腹腔神经丛，加重胃肠麻痹，形成恶性循环。

二、病理解剖和病理生理

病理解剖发现胃及十二指肠高度扩张，可以占据几乎整个腹腔。早期胃壁因过度扩展而变薄，黏膜变平，表面血管扩张、充血，胃壁黏膜层至浆膜层均可见出血，少数血管可见血栓形成。由于炎症和潴留胃液的刺激，胃壁逐渐水肿、变厚。后期胃高度扩张而处于麻痹状态，血液循环障碍，在早期胃黏膜炎症的基础上可发生胃壁全层充血、水肿、微血栓形成、坏死和穿孔。

病程中由于大量胃液、胆汁、胰液及十二指肠液积存于胃及十二指肠却不被重吸收,胃内液体可达 6 000～7 000 mL;又可因大量呕吐、禁食和胃肠减压引流,引起不同程度的水和电解质紊乱。扩张的胃还可以机械地压迫门静脉,使血液淤滞于腹腔内脏,亦可压迫下腔静脉,使回心血量减少,最后可导致严重的周围循环衰竭。扩张的胃还可以使膈肌抬高,使呼吸受限而变得浅快,过度通气导致呼吸性碱中毒。

三、临床表现

大多数起病慢,手术后的急性胃扩张可发生于手术期或术后任何时间,迷走神经切断术者常于术后第 2 周开始进行流质饮食后发病。

主要临床症状有上腹部饱胀或不适,上腹部或脐周胀痛,可阵发性加重,但多不剧烈。由于上腹部膨胀,患者常有恶心、频繁呕吐甚至持续性呕吐,为溢出性,呕吐物初为胃液和食物,以后混有胆汁,并逐渐变为黑褐色或咖啡样液体,呕吐后腹胀、腹痛临床症状并不减轻。随着病情的加重,全身情况进行性恶化,严重时可出现脱水、碱中毒,并表现为烦躁不安、呼吸急促、手足抽搐、血压下降和休克。

突出的体征为上腹膨胀,呈不对称性,可见毫无蠕动的胃轮廓,局部有压痛,叩诊过度回响,胃鼓音区扩大,有振水声,肠鸣音多减弱或消失。膈肌高位,心脏可被推向上方。典型病例于脐右侧偏上出现局限性包块,外观隆起,触之光滑有弹性、轻压痛,其右下边界较清,此为极度扩张的胃窦,称"巨胃窦症",乃是急性胃扩张特有的重要体征,可作为临床诊断的有力佐证。本病可因胃壁坏死发生急性胃穿孔和急性腹膜炎。

四、辅助检查

潜血试验常为强阳性,并含有胆汁。因周围循环障碍、肾脏缺血,可出现尿少、蛋白尿及管型,尿比重增高。可出现血液浓缩、血红蛋白、红细胞计数升高,白细胞总数常不高,但胃穿孔后白细胞总数及中性粒细胞比例可明显升高。血液生化分析可发现低血钾、低血钠、低血氯和二氧化碳结合力升高,严重者可有尿素氮升高。

立位腹部 X 线片可见左上腹巨大液平面和充满腹腔的特大胃影及左膈肌抬高。腹部 B 超可见胃高度扩张,胃壁变薄,若胃内为大量潴留液,可测出其量的多少和在表的投影,若为大量气体,与肠胀气不易区分。

五、诊断与鉴别诊断

根据病史、体征,结合实验室检查和腹部 X 线征象及腹部 B 超,诊断一般不难。手术后发生的胃扩张常因临床症状不典型而与术后一般胃肠病临床症状相混淆造成误诊。如胃肠减压引流出大量液体(3～4 L)可协助诊断。本病需与以下疾病鉴别。

(一)高位机械性肠梗阻

常有急性发作性腹部绞痛,可出现高亢的肠鸣音,腹胀早期不显著,呕吐物为肠内容物,有臭味。除绞窄性肠梗阻外,周围循环衰竭一般出现较晚。腹部立位 X 线片可见多数扩大的呈梯形的液平面。

(二)弥漫型腹膜炎

本病常有原发病灶可寻,全身感染中毒临床症状较重,体温升高。腹部可普遍膨隆,胃肠减压后并不消失,有腹膜炎体征及移动性浊音。腹部诊断性穿刺往往可抽出脓性腹水。应注意与急性胃扩张并穿孔时鉴别。

(三)胃扭转

起病急,上腹膨胀呈球状,脐下平坦,下胸部及背部有牵扯感,呕吐频繁,呕吐物量少,并不含胆汁,胃管不能插入胃内。腹部立位 X 线平片可见胃显著扩大,其内出现一个或两个宽大的液平面,钡餐检查显示钡剂在食管下段受阻不能进入胃内,梗阻端呈尖削影。

(四)急性胃炎

胃扩张好发于饱餐之后,因有频繁呕吐及上腹痛而易与急性胃炎相混淆,但急性胃炎时腹胀并不显著,呕吐后腹部疼痛可缓解,急诊内镜可确诊。

(五)幽门梗阻

有消化性溃疡病史,多为渐进性,以恶心、呕吐和上腹痛临床症状为主,呕吐物为隔天或隔顿食物。体检可见胃型和自左向右的胃蠕动波,X 线检查可发现幽门梗阻。

(六)胃轻瘫

多由于胃动力缺乏所致,一般病史较长,反复发生,可有糖尿病、系统性红斑狼疮、系统性硬化症等病史。以呕吐为主要表现,呕吐物为数小时前的食物或宿食,伴上腹胀痛,性质以钝痛、绞痛、烧灼痛为主。上腹部膨隆或胃型,无蠕动波,表明胃张力缺乏。上消化道造影提示 4 小时胃内钡剂残留 50%,6 小时后仍见钡剂残留。

六、治疗

本病以预防为主。如上腹部手术后即采用胃肠减压,避免暴饮暴食,对于预防急性胃扩张很重要。

暂时禁食,放置胃管持续胃肠减压,经常变换卧位姿势,以解除十二指肠横部的压迫,促进胃内容物的引流。纠正脱水、电解质紊乱和酸碱代谢平衡失调。低钾血症常因血液浓缩而被掩盖,应予注意。病情好转 24 小时后,可于胃管内注入少量液体,如无潴留,即可开始少量进食。

七、预后

伴有休克、胃穿孔、胃大出血等严重并发症者,预后较差,病死率高达 60%。近代外科在腹部大手术后多放置胃管,并多变换体位。注意水、电解质及酸碱平衡,急性胃扩张发生率及病死率已大为降低。

第六节 胃 癌

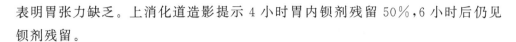

胃癌是指起源于胃黏膜上皮组织的恶性肿瘤。根据胃癌的进程可分为早期胃癌和进展期胃癌。早期胃癌指癌细胞浸润深度局限于胃壁黏膜层或黏膜下层,不论病灶表面积大小及是否存在淋巴结转移。癌灶直径<1 cm 者为小胃癌,直径<0.5 cm 者为微小胃癌。癌灶仅限于腺管内、未突破腺管基底膜者称为原位癌。若内镜活检证实为胃癌,但手术切除标本连续病理切片未发现癌组织者则称为"一点癌"。进展期胃癌深度超过黏膜下层,已侵入肌层者称为中期胃癌,侵及浆膜或浆膜外者称为晚期胃癌。胃癌起病隐匿,早期常因无明显症状而漏诊,中晚期常出现上腹部疼痛、消化道出血、穿孔、幽门梗阻、消瘦、乏力、代谢障碍以及癌肿扩散转移而引起的相关症状。

一、流行病学

胃癌是最常见的恶性肿瘤之一。截至 2012 年,全球每年约有 989 600 例胃癌新增病例,738 000 例胃癌死亡病例,胃癌的 5 年存活率仅为 20%。2010 年卫生统计年鉴显示,2005 年,胃癌病死率占我国恶性肿瘤病死率的第 3 位。胃癌分布存在年龄、性别、地区及种族的差异。30 岁前发病者较罕见,但随着年龄的增加,发病率逐渐增高,50~70 岁达高峰,70 岁以后发病率下降。男性发病率约为女性 2 倍,但在年轻患者中女性的发病率则高于男性。地区分布差异性显著,高低发地区发病率差别近 10 倍。常见的高发地区包括日本、中国、中南美及东亚的大部分地区。在我国北方地区的甘肃、宁夏、青海及东北等地高发,湖南、广西、广东、云南、贵州及四川等地发病率较低。

二、病因学和发病机制

胃癌的发生是遗传与环境因素综合作用下的多途径、多阶段过程。正常人体内,细胞的增殖和凋亡之间保持动态平衡。这种平衡的维持有赖于癌基因、抑癌基因及一些生长因子的共同调控。胃黏膜上皮的这种平衡一旦被破坏,如癌基因被激活、抑癌基因被抑制、生长因子参与以及 DNA-微卫星不稳定等,使胃上皮细胞过度增殖又不能启动凋亡信号,则可能使正常的胃黏膜上皮逐渐进展为胃癌。

(一)环境和饮食因素

饮食因素是否影响胃癌的发生目前尚存争议。有部分学者认为,胃癌的发生与饮食习惯无关。但更多的学者认为烟熏食品、咸鱼肉、酱菜等易诱发胃癌,新鲜水果、蔬菜、富含抗氧化剂食品(如维生素 A、维生素 D)可减少胃癌发生。长期食用含硝酸盐较高的食物后,硝酸盐在胃内被细菌还原成亚硝酸盐,再与胺结合生成致癌物亚硝胺,可导致胃癌的发生率增加。高盐食品则被认为是胃癌发生的另一种危险因素。

(二)幽门螺杆菌感染

Hp 不仅是胃炎和消化性溃疡的病原菌,也被世界卫生组织纳入 I 型致癌物(即确定的人类致癌物质),是最常见的胃癌致病因素,为胃癌演变模式的启动因子,在胃癌发生过程中起重要作用。前瞻性研究提示 Hp 感染患者患胃癌的危险性增加 2~3 倍。Hp 感染可增加胃癌发病率,根除 Hp 有利于减少胃癌发生,并可使胃体部黏膜萎缩进展延缓,而持续性 Hp 感染可使萎缩及肠化生进行性加重。

(三)遗传因素

癌症的遗传属于多基因遗传,个体易患性高低受遗传因素与环境因素的共同作用,其中遗传因素在疾病的发生中起到的作用大小称为遗传度。我国大连地区的流行病学调查表明,胃癌一级亲属的遗传度为37.5%±6.0%,新疆石河子地区为44.2%±6.6%,江苏金坛地区的研究结果为27.62%±4.95%。说明不同地区遗传因素在胃癌的发生中所起的作用存在差异。

(四)癌前状态

胃癌的癌前状态是指具有较强恶变倾向的临床或病理状态,如不加以干预则有恶变的可能。它包括癌前疾病和癌前病变。前者是指与胃癌相关的良性疾病,后者指具有癌变倾向的病理学改变。

1.癌前疾病

(1)慢性萎缩性胃炎:与胃癌有相似的环境危险因素。目前认为慢性萎缩性胃炎及肠型化生分别代表着正常胃组织向胃癌转变的不同中间状态。

(2)胃息肉:主要分为增生性息肉和腺瘤性息肉。前者多见,但癌变率较低,仅约1%。后者不常见,但癌变率却达15%～40%,特别是直径>2 cm的广基息肉,癌变率更高。

(3)胃溃疡:既往教科书认为胃溃疡多从溃疡边缘发生黏膜萎缩、肠上皮化生及异形增生而导致恶变,而近年研究认为可能由平坦型病变发展而来,其机制有待进一步研究。

(4)残胃炎:胃良性病变行手术后的残胃,因炎症、修复、再生及异型增生等过程易引起残胃癌。胃癌的发生率多于术后10年始显著升高。

(5)恶性贫血:恶性贫血患者胃癌的发病率为正常人的7～10倍。

2.癌前病变

(1)肠型化生:有小肠型和大肠型两种。小肠型因分化较好,具有小肠黏膜的特性,不易引起恶变。大肠型化生又称不完全肠化,与大肠黏膜结构相似。肠化的细胞因被吸收的致癌物质积聚在细胞内,易致细胞异型增生并最终导致癌变。

(2)异型增生:异型增生是反复慢性炎症导致细胞黏膜的可逆性、病理性细胞增生反应。它被认为是正常胃黏膜细胞向胃癌转变的中间状态。

三、病理

(一)胃癌的病理分型

全国胃癌协作组病理组制定的《胃癌病理检查及诊断规范》中规定,进展期胃癌的病理分型包括以下几型。

1.结节草伞型

肿物主要向腔内生长,呈结节状、息肉状,中央可有溃疡,但溃疡较浅,切面界限清楚。

2.盘状草伞型

肿瘤呈盘状,边缘高起外翻,中央有溃疡,切面界限清楚。

3.局部溃疡型

局部溃疡型似慢性胃溃疡,但溃疡较深,边缘隆起,界限清楚。

4.浸润溃疡型

溃疡底盘大,浸润范围广泛,切面界限不清。

5.局部浸润型

局部浸润型即局部革囊胃,肿物向周围扩展呈浸润性生长,表面可有糜烂或浅表溃疡。

6.弥漫浸润型

弥漫浸润型即革囊胃,此型特点为癌组织累及大部胃或全胃,使胃壁僵硬,胃腔变小。

7.表面扩散型

肿瘤主要在黏膜或黏膜下层浸润,范围较大,有小区浸润肌层或肌层以外。

8.混合型

有上述几型中之两种或两种以上病变者。

(二)胃癌的组织学分型

一般根据胃癌的组织结构、细胞性状和分化程度进行分型。

(1)腺癌可分为乳头状腺癌、管状腺癌、黏液腺癌及印戒细胞癌。

(2)鳞状细胞癌。

(3)类癌。

(4)未分化癌。

(5)小细胞癌。

(6)腺鳞癌。

此外,Lauren 分型也较为常用,可分为肠型、弥漫型及混合型。

四、临床表现

(一)临床症状

早期胃癌常无临床症状或仅表现为非特异性消化道症状。当出现典型症状时往往已是晚期。

在疾病的进展期,部分患者出现消化不良、烧心、腹痛、食欲下降、上腹部不适感等非特异性消化道症状。腹痛是胃癌最早出现的临床症状,约 1/4 患者可出现不同程度的腹痛。少部分患者可出现节律性溃疡样疼痛,但多数不能通过进食或制酸剂缓解。随着疾病进展可出现乏力、呕吐、早饱感、体重减轻、呕血、黑便、吞咽困难等表现,部分患者可伴有便秘或腹泻。早饱感及呕吐是胃壁受侵袭、胃动力障碍的表现,在革囊胃及幽门梗阻时表现尤为明显。当吞咽困难出现时常提示胃癌位于贲门、胃底部或累及食管下端。呕吐隔夜宿食常提示并发幽门梗阻。贫血是晚期胃癌常见的全身表现,溃疡性胃癌因伴发出血、贫血表现更为严重。转移至肝脏的患者可出现腹痛、发热、黄疸等症状;转移至肺部可出现咳嗽、咯血、呃逆、反复发热,累及胸膜可伴有胸腔积液、呼吸困难;出现背部放射痛常提示伴有胰腺转移。

部分胃癌患者可出现副癌综合征。副癌综合征是由肿瘤细胞或机体的免疫系统分泌的激素或细胞因子引起全身的临床表现。胃癌的副癌综合征包括反复发作的表浅性血栓静脉炎、黑棘皮病、皮肌炎、膜性肾病、累及感觉和运动通路的神经肌肉病变及类白血病表现等。

(二)体征

早期胃癌常无明显体征。进展期可出现上腹部肿块、压痛;伴肝脏转移者可出现黄疸、肝大、腹水;门静脉及肝静脉受累可伴脾大;伴腹水时可出现移动性浊音阳性。

(三)侵袭与转移

胃癌有 4 种扩散方式。

1.直接蔓延侵袭至相邻器官

胃癌向黏膜下层浸润直到浆膜外,然后沿组织间隙向周围组织直接蔓延。直接蔓延的部位与胃癌发生的位置有关。如胃底贲门癌常累及食管、肝及大网膜,胃体癌常侵犯大网膜、肝及胰腺。

2.淋巴结转移

约 80% 胃癌患者存在淋巴结转移。癌细胞先转移到胃周淋巴结,并由胸导管转移到锁骨上淋巴结,转移到该处时称为 Virchow 淋巴结。

3.血行播散

最常转移到肝脏,其次是肺、腹膜及肾上腺,也可转移到肾、脑、骨髓等。

4.种植转移

自行脱落的癌细胞可像种子一样种在胸腔、腹腔、手术切口处等处。

五、并发症

胃癌的主要并发症包括出血、穿孔、梗阻、胃肠瘘管形成、胃周围脓肿与粘连等。

六、辅助检查

(一)实验室检查

约半数的胃癌患者血液学检查呈缺铁性贫血或混合性贫血。如有恶性贫血,可见巨幼细胞性贫血。粪便潜血实验常呈持续阳性。

肿瘤标志物,如血清癌胚抗原、CA19-9、CA724 等,特异性不高,对胃癌诊断的意义不大,但对病情进展、术后复发监测和预后评估有一定价值。

(二)X 线钡餐检查

应用气钡双重对比法、压迫法和低张造影技术,可更清楚显示病灶,提高诊断准确率。胃癌主要表现为充盈缺损(息肉样或隆起性病变)、边缘欠规则或腔内龛影(溃疡)和胃壁僵直失去蠕动(癌浸润)等。对部分充盈缺损型病变,需与良性息肉鉴别;对恶性特征欠明显的溃疡,需与良性溃疡鉴别,这在很大程度上依赖组织病理学检查。因此 X 线钡餐检查对胃癌尤其是早期胃癌诊断的正确性远不如内镜检查加活检。

(三)内镜检查

随着内镜的普及以及清晰度和分辨率更高的电子内镜在临床上的应用,胃癌的诊断正确率有了很大提高。大多数胃癌通过内镜检查加活检而得到正确诊断。但仍有少部分胃癌特别是小胃癌或微小胃癌可能被漏诊。为了提高胃癌诊断的正确性,需注意以下几点:①检查前口服消泡祛黏液剂,充分暴露胃黏膜;②仔细观察,做到无盲区;③可疑病灶应多点活检;④对小病灶,胃镜下黏膜染色(色素内镜)、放大内镜、或共聚焦内镜观察有助于指导活检;⑤对可疑病灶要加强随访。内镜下早期胃癌和进展期胃癌的形态分类见病理形态分类。

(四)其他

多普勒超声、螺旋 CT 扫描及 MRI 是胃癌术前常用的诊断方法,可于手术前对胃癌病变的侵犯范围、大小及程度进行较准确的估计,避免不必要的剖腹探查,对提高手术切除率,制定胃癌治疗方案有着十分重要的指导作用。此外,近

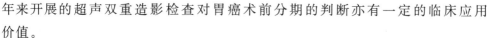

年来开展的超声双重造影检查对胃癌术前分期的判断亦有一定的临床应用价值。

七、诊断与鉴别诊断

(一)诊断标准

胃癌的诊断无法单纯依靠病史、症状和体征等临床资料得以确立。临床上常规应用上消化道钡餐造影和胃镜检查等方法确立胃癌的临床诊断,应以后者作为首选方法,确诊依据是组织病理学检查。对下列情况应及早和定期胃镜检查:①40 岁以上,特别是男性,近期出现消化不良、呕血或黑粪者;②慢性萎缩性胃炎伴胃酸缺乏,有肠化或不典型增生者;③良性溃疡但胃酸缺乏者;④胃溃疡经正规治疗 2 个月无效,X 线钡餐提示溃疡增大者;⑤X 线发现>2 cm 的胃息肉者,应进一步做胃镜检查;⑥胃切除术后 10 年以上者。

(二)鉴别诊断

胃癌需与某些胃良性疾病如胃溃疡、胃息肉、胃平滑肌瘤、慢性胃炎等及其他胃恶性肿瘤如胃恶性淋巴瘤、胃肉瘤等相鉴别。对于中晚期出现其他脏器转移者,则需要与该器官原发肿瘤鉴别。

1.与胃部良性疾病的鉴别

(1)胃溃疡:胃癌无特征性的症状和体征,特别是青年人胃癌常被误诊为胃溃疡或慢性胃炎。胃溃疡的某些典型 X 线表现可作为诊断依据,如龛影一般突出于腔外,直径在 2 cm 以内,其口部光滑整齐,周围黏膜呈辐射状,胃壁柔软可扩张等;而进展期溃疡型癌的龛影较大,且位于腔内,常伴有指压痕及裂隙破坏,局部胃壁僵硬,胃腔扩张性差等。但某些胼胝性溃疡易与溃疡型癌相混淆,这需要进一步作胃镜活检予以鉴别。

(2)胃息肉(胃腺瘤或腺瘤性息肉):来源于胃黏膜上皮的良性肿瘤可发生于任何年龄,但以 60～70 岁多见。较小的腺瘤可无任何症状,较大者可引起上腹部饱胀不适、隐痛或恶心。腺瘤表面黏膜若出现糜烂或溃疡出血而引起黑便,临床表现可酷似胃癌。X 线钡餐检查常显示边界完整的圆形充盈缺损,带蒂腺瘤推压时可移动部位。胃腺瘤常与隆起型早期胃癌相混淆,宜胃镜活检予以确诊。

(3)胃平滑肌瘤:可发生于任何年龄,多见于 50 岁以下。其瘤体多单发,多不超过 4 cm,好发于胃窦及胃体部,呈圆形或椭圆形。患者常有上腹饱胀不适、隐痛或胀痛,当肿瘤增大供血不足而形成溃疡时亦可出现间歇性呕血或黑便,约有 2% 可恶变成平滑肌肉瘤。胃镜检查可与胃癌相区别,但难以鉴别平滑肌瘤与平滑肌肉瘤。

(4)胃巨大皱襞症:与浸润型胃癌相似,好发于胃上部大小弯处。良性巨大皱襞X线检查可见胃黏膜呈环状或弯曲改变,而浸润型胃癌黏膜多为直线形增粗。另外,巨大皱襞症常伴有低蛋白血症,而浸润型胃癌可见恶病质。

(5)肥厚性胃窦炎:多由幽门螺杆菌感染引起,可引起胃窦狭窄,蠕动消失,胃壁有伸展性;浸润型胃癌黏膜平坦或呈颗粒变形,胃壁僵硬。在低张造影下,两者区别较大。

(6)疣状胃炎:多发于青年,常合并十二指肠溃疡,与胃癌较好鉴别。

(7)胃黏膜脱垂:胃黏膜脱垂症是由于异常松弛的胃黏膜逆行进入食管或脱入十二指肠球部导致胃黏膜脱垂。通过X线钡餐检查可确诊,腹痛呈周期性、节律性,经胃镜检查较易区别。

2.与其他胃部恶性肿瘤相鉴别

(1)原发性恶性淋巴瘤:占胃部恶性肿瘤的0.5%~8%。多见于青壮年,好发于胃窦、幽门前区及胃小弯。病变源于黏膜下层的淋巴组织可向周围扩展而累及胃壁全层,病灶部浆膜或黏膜常完整。当病灶浸润黏膜40%~80%时,发生大小不等、深浅不一的溃疡。临床表现有上腹部饱胀、疼痛、恶心、呕吐、黑便、胃纳减退、消瘦、乏力、贫血等非特异性症状,乙醇常可诱发胃淋巴瘤患者腹痛的发生,少许患者伴有全身皮肤瘙痒症。X线钡餐检查病灶的表现率可达93%~100%,但能确诊者仅10%左右。具特征性的改变为弥漫性胃黏膜皱襞不规则增厚,有不规则地图形多发性溃疡,溃疡边缘黏膜隆起增厚形成大皱襞;单发或多发的圆形充盈缺损,呈"鹅卵石样"改变。

(2)胃肉瘤:占胃恶性肿瘤的0.25%~3%,多见于老年,好发于胃底、胃体。瘤体一般较大,常在10 cm以上,呈球形或半球形,由于瘤体巨大,其中央部常因血供不足而形成溃疡。临床表现主要为上腹部疼痛、不适、恶心、呕吐、胃纳减退、消瘦、发热、上消化道出血,由于多数患者的瘤体巨大而在腹部可扪及肿物,局部有压痛。X线钡餐检查可见黏膜下型胃平滑肌肉瘤,于胃腔内可见边缘整齐的球形充盈缺损,其中央常有典型的"脐样"龛影,浆膜下型者则仅见胃壁受压及推移征象;胃底平滑肌肉瘤在胃泡内空气的对比下,可见半弧形状组织块影。胃镜检查时黏膜下型平滑肌肉瘤的表面黏膜呈半透明状,其周围黏膜可呈"桥形"皱襞;肿瘤向胃壁浸润时,其边界不清,可见溃疡及粗大的黏膜皱襞,胃壁僵硬,一般与胃癌不难鉴别。

此外,胃癌尚需与胃类癌、胃底静脉瘤、假性淋巴瘤、异物肉芽肿等病变相鉴别。当上腹部扪及肿块时尚须与横结肠或胰腺肿块相鉴别,有肝转移者与原发性肝癌者相鉴别。鉴别诊断主要通过 X 线钡餐造影、胃镜和活组织病理检查。

八、治疗

胃癌的治疗需综合考虑肿瘤的大小、位置、肿块的侵袭范围、疾病分期及全身状况等因素,应采取综合治疗的原则,提倡个体化治疗,以达到根治或最大幅度地控制肿瘤、延长患者生存期、改善患者生活质量的目的。

(一)治疗原则

应当采取综合治疗的原则,即根据肿瘤病理学类型及临床分期,结合患者一般状况和器官功能状态,采取多学科综合治疗模式,有计划、合理地应用手术、化学治疗、放射治疗和生物靶向等治疗手段。

(1)早期胃癌且无淋巴结转移证据,可根据肿瘤侵犯深度,考虑内镜下治疗或手术治疗,术后无须辅助放射治疗或化学治疗。

(2)局部进展期胃癌或伴有淋巴结转移的早期胃癌,应当采取以手术为主的综合治疗。根据肿瘤侵犯深度及是否伴有淋巴结转移,可考虑直接行根治性手术或术前先行新辅助化学治疗,再考虑根治性手术。成功实施根治性手术的局部进展期胃癌,需根据术后病理分期决定辅助治疗方案(辅助化学治疗,必要时考虑辅助化放射治疗)。

(3)复发/转移性胃癌应当采取以药物治疗为主的综合治疗手段,在恰当的时机给予姑息性手术、放射治疗、介入治疗、射频治疗等局部治疗,同时也应当积极给予止痛、支架置入、营养支持等最佳支持治疗。

(二)内镜下治疗

早期胃癌可作内镜下黏膜切除或内镜黏膜下剥离,后者一次可完整切除较大范围的病灶。内镜下黏膜切除或内镜黏膜下剥离切除病灶的完整性须得到组织学证实。内镜下黏膜切除或内镜黏膜下剥离一般适用于肿瘤局限于黏膜层者,因累及黏膜下层者部分有淋巴结转移,效果不够可靠。超声内镜检查有助于内镜下黏膜切除或内镜黏膜下剥离前肿瘤浸润深度的判断。

不能手术的贲门癌或幽门区癌所致的贲门或幽门梗阻,可行扩张、放置内支架解除梗阻,暂时改善生活质量。

(三)化学治疗

化学治疗分为姑息化学治疗、辅助化学治疗和新辅助化学治疗。姑息化学治疗的目的为缓解肿瘤导致的临床症状,改善生活质量及延长生存期。适用于全身状况良好、主要脏器功能基本正常的无法切除、复发或姑息性切除术后的患者。常用的化学治疗药物包括氟尿嘧啶(5-FU)、卡培他滨、替吉奥、顺铂、多柔比星、多西他赛(多西紫杉醇)、紫杉醇、奥沙利铂、伊立替康等。化学治疗方案包括两药联合或三药联合方案,对体力状态差、高龄患者,可考虑采用口服氟尿嘧啶类药物或紫杉类药物的单药化学治疗。对无远处转移的局部进展期胃癌推荐术前新辅助化学治疗,应当采用两药或三药联合的化学治疗方案,不宜单药应用,时限一般不超过3个月。应当及时评估疗效,并注意判断不良反应,避免增加手术并发症。术后辅助化学治疗一般在术后3~4周开始,联合化学治疗推荐氟尿嘧啶类药物联合铂类的两药联合方案,在6个月内完成,单药化学治疗则不宜超过1年。

(四)放射治疗

放射治疗效果欠佳,仅未分化癌、低分化癌、管状腺癌、乳头状腺癌对放射治疗有一定敏感性。常与手术治疗及化学治疗联合运用。

(五)对症支持治疗

对症支持治疗包括纠正贫血、改善营养状况、缓解症状、解除梗阻、镇痛、心理治疗、中医中药治疗等。

(六)其他治疗

肿瘤疫苗、过继性免疫治疗、细胞因子治疗、靶向治疗及基因治疗,近年来研究渐多,具有一定的临床效果。

九、预后及影响预后的因素

影响胃癌预后的因素很多,包括发病年龄、发病部位、病理分期、组织学类型、浸润深度和范围、肿瘤切除的彻底性、是否存在淋巴及血管瘤栓、是否存在转移等,并与癌组织的生物学特性以及放化学治疗等辅助治疗有关。其中,胃癌的病理分期可为手术切除的胃癌患者提供准确的预后评价,早期胃癌的预后较好,但诊断率较低。大部分患者确诊时已处于中晚期,预后较差。

在胃癌防治战略中选择发病学防治,采用有效的筛查方法,是胃癌患者能得以早期发现、早期诊断、早期治疗的关键。

具有以下因素者应定为高危人群进行及早或定期检查。

(1)40岁以上,特别是男性,近期内出现消化不良者,或突然出现呕血或黑便者。

(2)拟诊良性溃疡,缺乏胃酸者;慢性萎缩性胃炎,尤其是 A 型,伴肠化及不典型增生者。

(3)胃溃疡经两个月治疗无效,X 线检查显示溃疡反而增大者,应即行胃镜检查。

(4)有长期腹胀、烧心、反酸、恶心呕吐、早饱、嗳气、打嗝、进行性消瘦等症状。

(5)有呕血和黑便症状。

(6)有胃病史。

(7)家族中有上消化道癌症患者。

(8)经常吸烟、饮酒,经常食用霉变、腌晒食物。

(9)X 线检查发现胃息肉>2 cm 者,应做胃镜检查。

(10)胃切除术后 15 年以上,应每年定期随访。

第四章 肠道疾病

第一节 肠 结 核

肠结核是结核分枝杆菌侵犯肠道引起的慢性特异性感染,绝大多数继发于肺结核,特别是开放性肺结核。

一、流行病学

肠结核尽管在欧美国家极为罕见,但在发展中国家仍然常见。在我国虽曾一度明显下降,近年来随着人口流动、耐药菌株感染、艾滋病等猖獗、结核病发病率的回升,肠结核亦相应增多。多为青壮年发病,40 岁以下占 91.7%,男性多于女性,约为 1.75∶1。

二、病因及发病机制

肠结核一般都由人型结核分枝杆菌引起,偶有因饮用带菌牛奶或乳制品罹患牛型结核者。结核分枝杆菌侵犯肠道的主要途径有以下几方面。

(一)胃肠道感染

胃肠道是肠结核的主要感染途径,患者原有开放性肺结核,因经常吞咽含有结核分枝杆菌的自身痰液而继发感染;或经常与肺结核患者密切接触,又忽视消毒隔离措施可引起原发性肠结核。

结核分枝杆菌被食入后,因其具有含脂外膜,多数不被胃酸杀灭。病菌到达肠道(特别是在回盲部)时,含有结核分枝杆菌的食物已成食糜,有较大机会直接接触肠黏膜,同时因回盲部存在着生理性潴留及逆蠕动,更增加感染机会。加之回盲部有丰富的淋巴组织,对结核的易感性强,因此,回盲部即成为肠结核的好发部位。

(二)血行播散

血行播散也是肠结核的感染途径之一。常见于粟粒性结核经血行播散而侵犯肠道。

(三)邻近结核病灶播散

肠结核还可由腹腔内结核病灶直接蔓延而引起,如输卵管结核、结核性腹膜炎、肠系膜淋巴结结核等。此种感染系通过淋巴管播散。

结核病和其他许多疾病一样,是人体和细菌(或其他致病因素)相互作用的结果。只有当入侵的结核分枝杆菌数量较多、毒力较强,并有机体免疫功能异常、肠道功能紊乱引起局部抵抗力削弱时才会发病。

三、病理

肠结核好发于回盲部,依次为升结肠、空肠、横结肠、降结肠、阑尾、十二指肠及乙状结肠等处,偶有位于直肠者。结核分枝杆菌侵入肠道后,其病理变化由人体对结核分枝杆菌的免疫力与变态反应的情况而定。当机体变态反应强时,病变往往以渗出为主;当感染细菌量多、毒力大时,可有干酪样坏死,形成溃疡,成为溃疡型肠结核;若感染较轻,机体免疫力(主要是细胞免疫)较强时,则表现为肉芽组织增生和纤维化,成为增生型肠结核。兼有这两种病变者并不少见,称为混合型或溃疡增生型肠结核。

(一)溃疡型病变

结核分枝杆菌侵入肠壁后,首先肠壁集合淋巴组织有充血、水肿及渗出等病变,进一步发生干酪样坏死,随后形成溃疡并向周围扩展,溃疡边缘可不规则、深浅不一,有时可深达肌层或浆膜层,甚至累及周围腹膜或邻近肠系膜淋巴结。溃疡底部多有闭塞性动脉内膜炎,所以很少引起大出血。溃疡型肠结核常与肠外组织粘连,因此肠穿孔发生率低,但可发生慢性穿孔,形成腹腔内包裹性脓肿或肠瘘。肠结核的溃疡可随肠壁淋巴管扩展,多呈环状。在修复过程中,因有大量纤维组织增生和瘢痕形成,易导致肠腔环形狭窄。

(二)增生型病变

常见于盲肠,有时可累及末段回肠和升结肠。初期局部水肿、淋巴管扩张。慢性期有大量结核性肉芽组织和纤维组织增生,局部肠壁增厚、僵硬,亦可见肿块样突入肠腔,上述病变可致肠狭窄,甚至引起肠梗阻。

四、临床表现

多数起病缓慢,病程较长,多见于中青年,女性稍多于男性。疾病早期缺乏特异症状,但随病情进展可有以下几种表现。

(一)腹痛

一般为隐痛或钝痛,多位于右下腹,是肠结核好发于回盲部之故,而小肠结核疼痛则多在脐周。如果发生不全性肠梗阻,则可为持续性疼痛、阵发性加剧,伴肠鸣音活跃,排气后缓解。有时进餐可诱发腹痛和排便,排便后腹痛缓解。此为进食引起胃回肠反射或胃结肠反射所致,促发病变肠段痉挛或蠕动增强。

(二)腹泻与便秘

腹泻是溃疡型肠结核的主要症状之一。排便次数因为病变范围和严重程度不同而异,一般每天 2～4 次,重者可达每天 10 余次。不伴里急后重,粪便多为糊状,一般无黏液、脓血,重者可含少量黏液及脓液,血便较少见。有时会出现腹泻与便秘交替,与病变引起的胃肠功能紊乱有关。增生型肠结核多以便秘为主要表现。

(三)腹部肿块

常位于右下腹,一般比较固定,中等硬度,有时表面不平,可有轻压痛。主要见于增生型肠结核,也可见于溃疡型肠结核合并局限性腹膜炎,病变肠段和周围组织粘连,或合并肠系膜淋巴结结核等,均可形成肿块。

(四)全身症状及肠外结核表现

结核毒血症引起的全身症状多见于溃疡型肠结核,表现为不同热型的长期发热,伴盗汗,可有乏力、消瘦、贫血,随病程进展而出现维生素缺乏等营养不良的表现。可同时存在肠外结核特别是活动性肺结核的表现。增殖型肠结核病程较长,全身情况一般较好,无发热或时有低热,多不伴肠外结核表现。

(五)并发症

以肠梗阻多见,慢性穿孔可有瘘管形成,肠出血较少见,偶有急性肠穿孔。可因合并结核性腹膜炎而出现相应表现。

五、辅助检查

(一)血常规与血沉

白细胞总数一般正常,红细胞及血红蛋白常偏低,呈轻中度贫血,以溃疡型患者为多见。在活动性病变患者中,血沉常增快。

(二)粪便检查

溃疡型肠结核粪便多为糊状,一般无肉眼黏液和脓血,但镜下可见少量脓细胞和红细胞。粪便浓缩找结核分枝杆菌阳性率低,临床一般少有。

(三)结核菌素试验

结核菌素试验皮试或血结核菌素试验抗体阳性有助于诊断,但阴性不能排除本病。

(四)X线检查

X线钡餐造影或钡剂灌肠检查对肠结核诊断具有重要意义。在溃疡型肠结核,钡剂于病变肠段呈激惹征象,充盈不佳,排空很快,而在病变上下肠段则充盈良好,称为X线钡影跳跃征象。病变肠段如能充盈,则显示黏膜壁粗乱,肠壁边缘不规则,有时呈锯齿状。也可见肠腔变窄、肠段缩短变形、回肠盲肠正常角度消失。

(五)结肠镜检查

可直接观察全结肠和末段回肠,并可行活检。病变主要在回盲部,内镜下可见病变黏膜充血水肿、糜烂、溃疡形成,溃疡常呈环形、边缘呈鼠咬状。此外,还可见大小不等的炎性息肉、肠腔变窄等。活检找到干酪样肉芽肿或抗酸杆菌具有确诊意义。

六、诊断

典型病理诊断并不困难,如有以下情况应考虑本病。

(1)青壮年患者,原有肠外结核,特别是开放性肺结核,或原发病灶好转而一般情况及消化道症状加重。

(2)有腹痛、腹泻或腹泻、便秘交替等消化道症状。

(3)有发热、盗汗、纳差、消瘦等全身症状。

(4)腹部特别是右下腹压痛、肿块或不明原因的肠梗阻表现。

(5)X线钡餐提示回肠激惹、跳跃征或充盈缺损、狭窄等表现。

(6)结肠镜见右半结肠为主的炎症、溃疡、瘢痕,回盲部畸形、溃疡以及回肠的炎症、溃疡等。

(7)病理活检发现干酪性肉芽肿等结核特征改变或抗酸染色发现抗酸杆菌。不典型病例,高度怀疑尚不能确诊者可给予诊断性抗结核治疗4～6周以助确

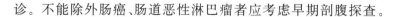

诊。不能除外肠癌、肠道恶性淋巴瘤者应考虑早期剖腹探查。

七、鉴别诊断

肠结核主要表现为腹痛、大便习惯改变、腹部包块等,因此易与多种肠道疾病混淆,主要应与以下疾病鉴别。

(一)克罗恩病

由于具有慢性腹泻、腹痛、包块、发热、营养障碍等相似临床表现,每每不易鉴别。

(二)肠道恶性淋巴瘤

肠道恶性淋巴瘤具有发热、腹痛、肠道溃疡等症状,应与肠结核鉴别。肠道淋巴瘤有以下特点可鉴别。

(1)青年男性多见,病程短,进展快,发热、贫血、体重下降明显。

(2)便血、腹部包块多见。

(3)X线或结肠镜可见病变广泛,溃疡偏大而不规则,极少有狭窄或梗阻表现。

(4)抗结核治疗无效。

(5)活检可发现大而不规则的淋巴细胞浸润,免疫组化和分子病理学技术可证实其恶性克隆。

(三)阿米巴或血吸虫性结肠炎

常有可疑的感染史。常见脓血便。粪便常规或检查可找到病原体。结肠镜检查有助鉴别诊断。相应的特效治疗有明显疗效。

(四)升结肠癌

发病年龄比肠结核偏大,常在40岁以上。可能以腹泻、贫血为主要表现,病情进行性发展,可有腹部包块、出血、梗阻表现。但无肠外结核史,发热、盗汗等结核中毒症状少见。结肠镜及病理活检可资鉴别。

(五)溃疡性结肠炎

如有倒灌性回肠炎时鉴别稍难。但本病以便血为主,结肠镜可发现左半结肠黏膜炎症等典型大体改变,可以鉴别。

(六)其他

如小肠吸收不良综合征、肠易激综合征、慢性阑尾炎和肠套叠也应注意鉴别。

八、治疗

肠结核的治疗目的是消除症状、改善全身情况、促使病灶愈合及防治并发症。与肺结核一样,均应强调早期、联合、适量及全程用药。

(一)休息与营养

合理的休息与营养应作为治疗结核的基础。活动性肠结核应强调卧床休息,减少热量消耗,改善营养,增加机体抗病能力。

(二)抗结核药物治疗

抗结核药物治疗是本病治疗的关键。过去抗结核药物治疗要求 1~1.5 年,由于有效杀菌剂的问世,合理的联合用药使疗效提高,现多主张 6~9 个月短程治疗,效果甚佳。不少患者病程长,治疗不正规,纤维病变妨碍药物渗入,影响疗效。对这些病例,应认真分析主要病变性质或治疗失败的原因,适当更换方案或新药,必要时延长疗程。

(三)对症处理

腹痛可用颠茄、阿托品或其他抗胆碱药物。不完全性肠梗阻有时需行胃肠减压,并纠正水、电解质紊乱。有贫血及维生素缺乏症表现者应对症用药。

(四)手术治疗

手术治疗的适应证包括:①完全性肠梗阻,或部分性肠梗阻经内科治疗未见好转;②急性肠穿孔,或慢性肠穿孔瘘管形成经内科治疗未闭合;③肠道大量出血经积极抢救未能有效止血;④诊断困难需剖腹探查。

第二节 溃疡性结肠炎

溃疡性结肠炎(ulcerative colitis,UC)是一种慢性非特异性的结肠炎症性疾病。病变主要累及结肠的黏膜层及黏膜下层。临床表现以腹泻、黏液脓血便、腹痛和里急后重为主,病情轻重不一,呈反复发作的慢性过程。

一、流行病学

该病是世界范围的疾病,但以西方国家更多见,亚洲及非洲相对少见。不

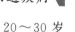

过,近年我国本病的发病率呈上升趋势。该病可见于任何年龄,但以 20～30 岁最多见,男性稍多于女性。

二、病因和发病机制

该病病因及发病机制至今仍不清楚,可能与下列因素有关。

(一)环境因素

该病在西方发达国家发病率较高,而亚洲和非洲等不发达地区发病率相对较低;在我国,随着经济的发展,生活水平的提高,该病也呈逐年上升趋势,这一现象提示环境因素的变化在 UC 发病中起着重要作用。其可能的解释是:生活水平的提高及环境条件的改善,使机体暴露于各种致病原的机会减少,致使婴幼儿期肠道免疫系统未受到足够的致病原刺激,以至于成年后针对各种致病原不能产生有效的免疫应答。此外,使用非类固醇类抗炎药物,口服避孕药等均可促进 UC 的发生;相反,母乳喂养、幼年期寄生虫感染、吸烟和阑尾切除等均能不同程度降低 UC 的发病率。这些均提示环境因素与 UC 的发生发展有关。

(二)遗传因素

本病发病呈明显的种族差异和家庭聚集性。白种人发病率高,黑人、拉丁美洲人及亚洲人发病率相对较低,而犹太人发生 UC 的危险性最高。在家庭聚集性方面,文献报道 29% 的 UC 患者有阳性家族史,且患者一级亲属发病率显著高于普通人群。

(三)感染因素

微生物感染在 UC 发病中的作用长期受到人们的关注,但至今并未发现与 UC 发病直接相关的特异性病原微生物的存在。不过,近年动物实验发现大多数实验动物在肠道无菌的条件下不会发生结肠炎,提示肠道细菌是 UC 发病的重要因素。临床上使用抗生素治疗 UC 有一定疗效也提示病原微生物感染可能是 UC 的病因之一。

(四)免疫因素

肠道黏膜免疫反应的异常目前被公认为在 UC 发病中起着十分重要的作用,包括炎症介质、细胞因子及免疫调节等多方面。

三、病理

病变可累及全结肠,但多始于直肠和乙状结肠,渐向近端呈连续性、弥漫性发展及分布。

(一)大体病理

1.活动期 UC 的特点

(1)连续性弥漫性的慢性炎症,病变部位黏膜充血、水肿、出血,呈颗粒样改变。

(2)溃疡形成,多为浅溃疡。

(3)假息肉形成,并可形成黏膜桥。

2.缓解期 UC 的特点

黏膜明显萎缩变薄,色苍白,黏膜皱襞减少,甚至完全消失。

(二)组织病理学

活动期 UC 炎症主要位于黏膜层及黏膜下层,较少深达肌层,所以较少发生结肠穿孔、瘘管或腹腔脓肿等。最早的病变见于肠腺基底部的隐窝,有大量炎症细胞浸润,包括淋巴细胞、浆细胞、单核细胞等,形成隐窝脓肿。当数个隐窝脓肿融合破溃时,便形成糜烂及溃疡。在结肠炎症反复发作的慢性过程中,肠黏膜不断破坏和修复,导致肉芽增生及上皮再生,瘢痕形成,后期常形成假息肉。慢性期黏膜多萎缩,黏膜下层瘢痕化,结肠缩短或肠腔狭窄。少数患者可发生结肠癌变。

四、临床表现

(一)症状和体征

多数起病缓慢,少数急性起病,病情轻重不等,病程呈慢性经过,表现为发作期与缓解期交替。

1.消化系统症状

(1)腹泻:见于大多数患者,为最主要的症状。腹泻程度轻重不一,轻者每天排便 3～4 次,重者可达 10～30 次。粪质多呈糊状,含有血、脓和黏液,少数呈血水样便。当直肠受累时,可出现里急后重感。少数患者仅有便秘,或出现便秘、腹泻交替。

(2)腹痛:常有腹痛,一般为轻度至中度,多局限于左下腹或下腹部,亦可涉及全腹,为阵发性绞痛,有疼痛-便意-便后缓解的规律。

(3)其他症状:可有腹胀、厌食、嗳气、恶心和呕吐等。

2.全身症状

中重型患者活动期常有低热或中度发热,重度患者可出现水、电解质平衡紊

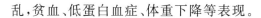

乱,贫血、低蛋白血症、体重下降等表现。

3.体征

轻中型患者或缓解期患者大多无阳性体征,部分患者可有左下腹轻压痛,重型或暴发型患者可有腹部膨隆、腹肌紧张、压痛及反跳痛。此时若同时出现发热、脱水、心动过速及呕吐等应考虑中毒性巨结肠、肠穿孔等并发症。部分患者直肠指检可有触痛及指套带血。

4.肠外表现

UC患者可出现肠外表现,常见的有骨关节病变、结节性红斑、皮肤病变、各种眼病、口腔复发性溃疡、原发性硬化性胆管炎、周围血管病变等。有时肠外表现比肠道症状先出现,常导致误诊。国外UC的肠外表现的发生率高于国内。

(二)临床分型与分期

1.临床类型

(1)初发型:指无既往史的首次发作。

(2)慢性复发型:发作期与缓解期交替出现,此型临床上最多见。

(3)慢性持续型:症状持续存在,可有症状加重的急性发作。

(4)暴发型:少见,急性起病,病情重,血便每天10次以上,全身中毒症状明显,可伴中毒性巨结肠、肠穿孔、脓毒血症等。

上述各型可互相转化。

2.严重程度

(1)轻度:腹泻每天4次以下,便血轻或无,无发热,脉搏加快或贫血,血沉正常。

(2)中度:介于轻度与重度之间。

(3)重度:腹泻每天6次以上,伴明显黏液血便,有发热(体温>37.5 ℃),脉速(>90次/分),血红蛋白下降(<100 g/L),血沉>30 mm/h。

3.病情分期

按病情分期分为活动期及缓解期。

4.病变范围

按病变范围分为直肠、直乙状结肠、左半结肠(脾曲以远)、广泛结肠(脾曲以近)、全结肠。

(三)并发症

1.中毒性巨结肠

中毒性巨结肠见于暴发型或重度UC患者。病变多累及横结肠或全结肠,常因低钾、钡剂灌肠、使用抗胆碱能药物或阿片类制剂等因素而诱发。病情极为凶险，毒血症明显，常有脱水和电解质平衡紊乱，受累结肠大量充气致腹部膨隆，肠鸣音减弱或消失，常出现溃疡肠穿孔及急性腹膜炎。本并发症预后极差。

2.结肠癌变

结肠癌变与 UC 病变的范围和时间长短有关，且恶性程度较高，预后较差。随着病程的延长，癌变率增加，其癌变率病程 20 年者为 7%，病程 35 年者高达 30%。

3.其他并发症

其他并发症有结肠息肉、肠腔狭窄和肠梗阻、结肠出血等。

五、辅助检查

(一)血液检查

中重度 UC 常有贫血。活动期常有白细胞计数增高，血沉加快和 C 反应蛋白增高，血红蛋白下降多见于严重或病情持续病例。

(二)粪便检查

肉眼检查常见血、脓和黏液，显微镜下可见红细胞和白细胞。

(三)免疫学检查

文献报道，西方人血清抗中性粒细胞胞质抗体诊断 UC 的阳性率为 50%～70%，是诊断 UC 较特异的指标。不过对中国人的诊断价值尚需进一步证实。

(四)结肠镜检查

结肠镜检查可直接观察肠黏膜变化，取活检组织行病理检查并能确定病变范围，是诊断与鉴别诊断的最重要手段。但对急性期重度患者应暂缓检查，以防穿孔。活动期可见黏膜粗糙呈颗粒状，弥漫性充血、水肿、血管纹理模糊、易脆出血、糜烂或多发性浅溃疡，常覆有黄白色或血性分泌物。慢性病例可见假息肉及桥状黏膜、结肠袋变钝或消失、肠壁增厚，甚至肠腔狭窄。

(五)X 线检查

在不宜或不能行结肠镜检查时，可考虑行 X 线钡剂灌肠检查。不过对重度或暴发型病例不宜做钡剂灌肠检查，以免加重病情或诱发中毒性巨结肠。X 线钡剂灌肠检查可见结肠黏膜紊乱，溃疡所致的管壁边缘毛刺状或锯齿状阴影，结肠袋形消失，肠壁变硬呈水管状，管腔狭窄，肠管缩短。低张气钡双重结肠造影则可更清晰地显示病变细节，有利于诊断。

六、诊断与鉴别诊断

(一)诊断

由于该病无特异性的改变,各种病因均可引起与该病相似的肠道炎症改变,故该病的诊断思路是:必须首先排除可能的有关疾病,如细菌性痢疾、阿米巴痢疾、慢性血吸虫病、肠结核等感染性结肠炎以及结肠克罗恩病、缺血性肠病、放射性肠炎等,在此基础上才能作出本病的诊断。

1.临床表现

有持续或反复发作的腹泻、黏液脓血便伴腹痛、里急后重和不同程度的全身症状,病程多在4~6周以上。可有关节、皮肤、眼、口和肝胆等肠外表现。

2.结肠镜检查

病变多从直肠开始,呈连续性、弥漫性分布,表现为:①黏膜血管纹理模糊、紊乱或消失、充血、水肿、易脆、出血和脓性分泌物附着,亦常见黏膜粗糙,呈细颗粒状;②病变明显处可见弥漫性、多发性糜烂或溃疡;③缓解期患者可见结肠袋囊变浅、变钝或消失以及假息肉和桥形黏膜等。

3.钡剂灌肠检查

(1)黏膜粗乱和/或颗粒样改变。

(2)肠管边缘呈锯齿状或毛刺样,肠壁有多发性小充盈缺损。

(3)肠管短缩,袋囊消失呈铅管样。

4.黏膜组织学检查

活动期和缓解期的表现不同。

(1)活动期:①固有膜内有弥漫性、慢性炎症细胞和中性粒细胞、嗜酸性粒细胞浸润;②隐窝有急性炎症细胞浸润,尤其是上皮细胞间有中性粒细胞浸润和隐窝炎,甚至形成隐窝脓肿,可有脓肿溃入固有膜;③隐窝上皮增生,杯状细胞减少;④可见黏膜表层糜烂、溃疡形成和肉芽组织增生。

(2)缓解期:①中性粒细胞消失,慢性炎症细胞减少;②隐窝大小、形态不规则,排列紊乱;③腺上皮与黏膜肌层间隙增宽;④Paneth 细胞化生。

可按下列标准诊断:①具有上述典型临床表现者为临床疑诊,安排进一步检查;②同时具备以上条件1和2或3项中任何一项,可拟诊为本病;③如再加上4项中病理检查的特征性表现,可以确诊;④初发病例、临床表现和结肠镜改变均不典型者,暂不诊断为 UC,需随访3~6个月,观察发作情况;⑤结肠镜检查发现的轻度慢性直、乙状结肠炎不能等同于 UC,应观察病情变化,认真寻找病因。

(二)鉴别诊断

1.急性感染性结肠炎

急性感染性结肠炎包括各种细菌感染,如痢疾杆菌、沙门菌、直肠杆菌、耶尔森菌、空肠弯曲菌等感染引起的结肠炎症。急性发作时发热、腹痛较明显,外周血白细胞计数增加,粪便检查可分离出致病菌,抗生素治疗有效,通常在4周内消散。

2.阿米巴肠炎

病变主要侵犯右半结肠,也可累及左半结肠,结肠溃疡较深,边缘潜行,溃疡间黏膜多属正常。粪便或结肠镜取溃疡渗出物检查可找到溶组织阿米巴滋养体或包囊。血清抗阿米巴抗体阳性。抗阿米巴治疗有效。

3.血吸虫病

有疫水接触史,常有肝脾大,粪便检查可见血吸虫卵,孵化毛蚴阳性。急性期直肠镜检查可见黏膜黄褐色颗粒,活检黏膜压片或组织病理学检查可见血吸虫卵。免疫学检查亦有助鉴别。

4.结直肠癌

多见于中年以后,直肠指检常可触及肿块,结肠镜和X线钡剂灌肠检查对鉴别诊断有价值,活检可确诊。须注意UC也可引起结肠癌变。

5.肠易激综合征

粪便可有黏液,但无脓血,镜检正常,结肠镜检查无器质性病变的证据。

6.其他

出血坏死性肠炎、克罗恩病、缺血性结肠炎、放射性肠炎、过敏性紫癜、胶原性结肠炎、白塞病、结肠息肉病、结肠憩室炎以及人类免疫缺陷病毒(HIV)感染合并的结肠炎应与本病鉴别。此外,应特别注意因下消化道症状行结肠镜检查发现的轻度直肠、乙状结肠炎,需认真检查病因,密切观察病情变化,不能轻易作出UC的诊断。

七、治疗

活动期的治疗目的是尽快控制炎症,缓解症状;缓解期应继续维持治疗,预防复发。

(一)营养治疗

饮食应以柔软、易消化、富营养少渣、足够热量、富含维生素为原则。牛乳和乳制品慎用,因部分患者发病可能与牛乳过敏或不耐受有关。对病情严重者应禁食,并予以完全肠外营养治疗。

(二)心理治疗

部分患者常有焦虑、抑郁等心理问题,积极的心理治疗是必要的。

(三)对症治疗

对腹痛、腹泻患者给予抗胆碱能药物止痛或地芬诺酯止泻时应特别慎重,因有诱发中毒性巨结肠的危险。对重度或暴发型病例,应及时纠正水、电解质平衡紊乱。贫血患者可考虑输血治疗。低蛋白血症患者可补充人血清清蛋白。对于合并感染的患者,应给予抗生素治疗。

(四)药物治疗

氨基水杨酸类制剂、糖皮质激素和免疫抑制剂是常用于炎症性肠病(inflammatory bowel disease,IBD)治疗的三大类药物。在进行 UC 治疗之前,必须认真排除各种"有因可查"的结肠炎,对 UC 作出正确的诊断是治疗的前提。

八、预后

初发轻度 UC 预后较好,但大部分患者反复发作,呈慢性过程。急性暴发型,并发结肠穿孔或大出血,或中毒性巨结肠者,预后很差,病死率高达 20%～50%。病程迁延漫长者有发生癌变的危险,应注意监测。

第三节 结肠憩室病

结肠憩室病是指结肠的黏膜和黏膜下层经肌层向外突出形成的袋状病理结构,其形态学特点是位于结肠系膜与对系膜结肠之间,自结肠壁突出的囊状物,或沿结肠带侧成串排列。乙状结肠、降结肠最常受累,憩室分为两类,真性(全层膨出,先天性)憩室和假性(仅有黏膜和黏膜下层膨出,后天)憩室。先天性憩室包括结肠全层,较少见,大多数结肠憩室无肌层,属假性憩室,为后天因素造成的。有临床症状或并发症时称为临床症状性憩室病或憩室性疾病,需要治疗。

一、流行病学

结肠憩室在西方国家颇为多见,患病率随年龄增加而增长,40 岁以下人群少见,60 岁人群约 30%,80 岁以上人群约 62.1%,而在亚非国家报道的患病率仅

0.2%。结肠憩室大多为假性,发病与长期摄入低纤维素食物及肠腔压力持续升高有关。老年人易发与肠壁肌力减弱有关。随着我国居民膳食结构的改变,预计结肠憩室的发病率会逐渐增加。西方国家 75%～90% 憩室发生在乙状结肠,亚洲国家 70%～90% 发生在右半结肠。

关于结肠憩室的好发部位:憩室可单发,但多数为多发。憩室可在结肠任何部位出现,但分布亦是不均衡的。结肠憩室病在西方和亚洲国家(包括日本)具有完全不同的特征。西方以乙状结肠多见,占病例的 75%～95%。原因是结肠的抗张强度随年龄增加而下降,尤以远端结肠明显。我国以及日本、印度等亚洲国家好发于右半结肠。值得注意的是,日本 20 世纪 60 年代发病率与我国目前相似,80 年代后接近西方国家。尽管憩室自右侧结肠向双侧快速扩散,双侧憩室数量显著增加,但好发部位仍在右半结肠,左侧变化并不明显。

二、病因

(一)先天性因素

Evans 提出先天性右半结肠憩室病可能是由于肠壁的胚胎发育异常所致。Waugh 则认为盲肠憩室是由于胚胎 7～10 周时盲肠过度生长造成,正常时该部位发育应该是萎缩的。部分结肠憩室患者有家族史。大多数憩室病是后天原因造成的,组织学研究并未发现结肠壁肌层有先天异常,憩室发病率随年龄增长而增高现象亦为此提供有力证据,真正属于先天性的结肠憩室罕见。

(二)后天性因素

有学者认为,西方发达国家低纤维素饮食是造成憩室病的主要原因,以下临床研究结果可以证实:①发病率有明显的地理分布特点;②20 世纪 50 年代后发病率逐渐增高;③流动人群饮食改变后憩室发病率发生变化;④发病率随年龄增长而增加;⑤高纤维素饮食能预防憩室病。

(三)相关因素

1.肥胖

以往曾认为肥胖与憩室病有关,但研究证实事实并非如此。Hugh 等发现皮下脂肪厚度与憩室发生率无关。

2.心血管病

高血压和憩室病无相关关系,但动脉粥样硬化的患者憩室发病率增加,推测与肠系膜下动脉缺血有关。以前有过心肌梗死发作的男性患者,憩室发病率为

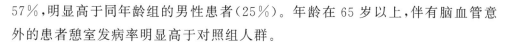

57％,明显高于同年龄组的男性患者(25％)。年龄在 65 岁以上,伴有脑血管意外的患者憩室发病率明显高于对照组人群。

3.情感因素和肠易激综合征

未发现心理和情感因素与憩室发病有关,此点与肠易激综合征不同。肠易激综合征与憩室病有很多相似之处(如大便重量、粪胆酸及粪电解质含量等方面),前者的肠腔基础压力也是增高的,而且两者常同时存在。肌电图检查两者均有快波出现,对食物和新斯的明刺激均有过度的压力反应,而且高纤维饮食可纠正两者异常的排送时间,增加大便重量,降低肠腔内压。一般认为,抑制排气和排便会增加肠腔内压,促进憩室形成,但事实并非如此。因为年轻人的括约肌功能很强,憩室发病率不高。而直肠括约肌松弛的老年人反而多发。另外发现巨结肠和便秘的患者,憩室并不多见。

4.肠炎性疾病

肠炎性疾病与憩室病的关系较为复杂。憩室患者伴有溃疡性结肠炎时结肠内压增高。憩室病合并克罗恩病的患者约 2/3 出现溃疡和低位瘘管等肛周临床症状。克罗恩病并发憩室的发病率较正常人高 5 倍,主要临床特征是疼痛,不全肠梗阻、腹部肿物、直肠出血、发热和白细胞计数增多。Berridge 和 Dick 利用放射学方法研究了克罗恩病与结肠憩室病的关系,发现当克罗恩病逐渐发展时,憩室病逐渐"消失";反之,当克罗恩病逐渐缓解时,憩室病重又出现。这种奇特的现象易发生炎性包块、脓肿及瘘管等并发症,特别在老年人更易形成肉芽肿。放射学检查除了发现脓肿和狭窄外,憩室的黏膜是完整的,而克罗恩病的黏膜溃疡、水肿。Fabriaus 等发现左侧克罗恩病常与憩室病同时存在。

5.其他

憩室病与胆道疾病、裂孔疝、十二指肠溃疡、阑尾炎及糖尿病有关,常伴发痔疮、静脉曲张、腹壁疝、胆囊结石和裂孔疝。而小样本研究发现,憩室病与十二指肠溃疡及动脉疾病无明显关系。病例对照研究发现摄入非甾体抗炎药易产生严重的憩室并发症。

6.结直肠恶性肿瘤

憩室病与结、直肠息肉及肿瘤的关系仍不明确。Edwards 发现憩室患者发生恶性肿瘤和良性腺瘤的概率较普通人群低,也很少并发息肉和结直肠癌。

三、发病机制

肠腔经常处于高压状态、肠壁结构异常和缺陷与本病发生有关。

(1)长期低纤维饮食者,肠道推进性运动缓慢,结肠通过时间延长,低体积大便时肠腔内压力增高。

(2)肠易激惹综合征者结肠动力学调节障碍,分节运动异常,非推进性收缩增强,两者均使肠腔内压显著增高。

(3)结肠壁结构缺陷,憩室如结肠带间的肠壁,只靠环肌维持肌张力,为抵抗高压的薄弱环节。

四、病理

结肠憩室的构成包括疝出的结肠黏膜及覆盖的浆膜,而不含肌层,因此为假憩室。憩室的大小差别较大,小者为1 cm,大者可至数厘米。小憩室为球形,开口较宽大者呈烧瓶形,颈部窄,粪石或积存气体后,形成活瓣而使憩室扩大,易形成憩室炎,引起淋巴滤泡增生,当炎症波及周围组织时,可破坏黏膜而形成脓肿。憩室位于对系膜缘时则容易辨认,如果结肠憩室脂肪丰富,憩室表面有肠脂垂覆盖,则不易发现。通过内镜易发现憩室,通常腔内积有粪石,突入肠腔。

五、临床表现

约80%以上的结肠憩室患者无临床症状,仅在因其他消化系统疾病进行钡灌肠、内镜检查中偶然发现或在尸检中发现。患者常因并发症出现相应临床症状。常见并发症如下。

(一)憩室炎

憩室炎主要为憩室、邻近肠壁及其周围组织的炎症,10%~20%的结肠憩室患者可发生憩室炎。主要临床症状是腹痛,多位于下腹部尤其是左下腹部,疼痛程度轻重不一,依炎症程度而异。同时可合并发热、恶心、呕吐、腹胀、便秘等临床症状。体检可在病变局部有压痛,有时也可触及炎性包块等。与阑尾炎很相似,因此有人将乙状结肠者称为"左侧阑尾炎"。病变发生于右半结肠或者位于过长的乙状结肠中,有时患者可表现为右下腹痛,需与阑尾炎鉴别。

(二)憩室出血

10%~30%的患者可发生憩室出血,主要表现为下腹不适、排鲜红色或暗红色血便。出血原因多由憩室基底部的血管在炎症反应下致小量出血,年老、合并动脉硬化的患者可能会发生大量出血。

(三)穿孔和肠瘘

憩室炎可引起肠穿孔和肠瘘,穿孔表现为局限性腹膜炎或弥漫性腹膜炎。

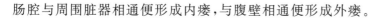

肠腔与周围脏器相通便形成内瘘,与腹壁相通便形成外瘘。

(四)肠梗阻

肠梗阻多由慢性憩室炎纤维化造成肠腔狭窄所致,临床表现为反复发作性左下腹痛及进行性加剧的便秘。

六、辅助检查

(一)X线检查

1.腹部X线平片检查

单纯憩室病的腹部X线平片检查通常是正常的,因此价值不大。憩室炎的影像特点是:肠壁移位或狭窄,黏膜改变,在病变近侧或远侧肠段内尚可见到多发憩室。腹部平片可发现腹腔脓肿,小肠、结肠梗阻引起的多个气液平面和胀气肠管。

2.灌肠造影

应用钡剂或水溶性造影剂对比灌肠对于诊断无临床症状性的憩室病价值较大,比结肠镜更为可靠。钡剂充盈的憩室表现为突出结肠壁的球状突起,钡剂排出后,仍可看到憩室显像,无炎症表现。结肠痉挛或钡剂充盈,可能会掩盖憩室。有时憩室内翻或积存大便而易同息肉混淆,因此应多方向观察、摄片,排空后摄片可提高诊断准确率。钡灌肠检查可发现憩室病的范围、狭窄程度、有无炎性肠疾病,还可以发现脓肿或通向皮肤、小肠、结肠、阴道或膀胱的瘘管。憩室周围炎造影的表现为:乙状结肠变短,呈锯齿状,造影剂不能充盈憩室,病变的范围较肿瘤的病变范围长;穿孔的部分表现为造影剂通过肠壁呈线形进入脓腔。但钡灌肠易遗漏息肉、恶性肿瘤和黏膜病变,其诊断准确率约75%。肿瘤钡灌肠特点是边界清楚,肠腔狭窄比较局限的肿块影像,伴有黏膜中断;而憩室炎则没有黏膜中断,肠腔狭窄界限不是很明显。炎症消退后,憩室显影良好,而不出现肿瘤影像。

(二)CT扫描

国外应用CT扫描诊断憩室炎逐渐增多。炎症发作时,钡灌肠影像无特异性。而CT扫描可发现结肠壁增厚,结肠周围炎症、瘘管、窦道、脓肿和狭窄。CT诊断可发现98%憩室炎患者有结肠周围炎症,敏感性较高。灌肠虽可发现腔内的病变但不易发现结肠病变周围的炎症。CT检查用于以下情况:①怀疑瘘或脓肿形成;②保守治疗后情况没有改善者;③特殊病例诊断不明确者;④同时存在右半肠憩室炎或巨大结肠憩室的患者。CT 扫描有助于术前经皮穿刺引流脓肿进行定位,对诊断结肠膀胱瘘的价值也较大。

(三)结肠镜检查

在憩室炎发作时亦常应用,特别是合并有结肠梗阻时。为了与息肉和肿瘤鉴别,镜检时要充入少量空气。但不宜在急性憩室的活动期进行结肠镜检,而应在炎症消退之后。

(四)B 超检查

结肠憩室较少应用,但具有无损伤性、经济、方便等优点,常用于经皮穿刺引流结肠外脓肿。B 超对于鉴别炎性肿块和脓肿作用较大,如果小肠胀气,炎性肿块和脓肿较小时,B 超诊断价值不大。

(五)选择性肠系膜血管造影

用于憩室病并发大量出血的患者,特别急性出血期(>0.5 mL/min),憩室内有造影剂外泄,即可明确诊断。血管造影不仅可以明确出血部位,还可注入药物收缩血管进行止血。对于不适宜手术的患者可行栓塞治疗。

(六)^{99m}Tc 检查

^{99m}Tc 标记的红细胞和^{99m}Tc 硫胶体诊断憩室出血没有特异性,但^{99m}Tc 硫胶体扫描可发现小至 0.1 mL/min 的出血点。缺点是肝脏摄取硫胶体可能会掩盖出血点。^{99m}Tc 标记的红细胞适用于间歇性出血的患者,因为红细胞被清除出循环并不像硫胶体那样快,一般不用于计划手术的患者。

七、诊断与鉴别诊断

(一)诊断

对于年老、肥胖、平素有便秘、结肠炎或经常服用药物引起慢性肠道功能紊乱者,可根据临床症状考虑憩室诊断。急性憩室炎的诊断主要靠临床表现。当老年人出现类似阑尾炎的临床症状和体征时,而部位在下腹近耻骨上或偏左;中下腹部有原因不明的炎性肿块;或疑有下腹脏器穿孔等急性腹膜炎等情况时,在鉴别诊断中应考虑结肠憩室炎。如以往有结肠憩室病史,则对诊断很有帮助。憩室并发出血的诊断主要依靠内镜、血管造影和核素扫描,选择时可依据出血的程度,少量间歇性出血可行内镜检查,大量出血影响内镜视野,可行血管造影或核素显像。

（二）鉴别诊断

结肠憩室病应与肠壁运动异常性疾病相鉴别，常见的有肠易激综合征、肿瘤、阑尾炎、结肠炎性疾病等。

八、治疗

目前，结肠憩室病的治疗目的主要是缓解临床症状、防止复发及预防并发症的发生。包括内科治疗（高纤维膳食、解痉剂、抗生素、5-氨基水杨酸等）和外科治疗（结肠切除术）。

结肠憩室症的具体治疗方案取决于患者的临床症状，如下。

（一）伴有憩室炎性疼痛的治疗

推论其疼痛主要源自结肠的痉挛或过度的节段收缩而非炎症本身。过去对此类患者常给予少渣饮食，但目前多趋向于给患者吃通便的食谱三周直至临床症状缓解，治疗无效者可加服解痉剂。也有人主张试行乙状结肠环肌切开术，据报道90％无效。还有人主张重症者试行乙状结肠切除术。

（二）无合并症的憩室炎

主张保守治疗，包括选用高纤维饮食、止痛（禁用吗啡）4～5天。给麦糠治疗者半数可望临床症状缓解，1/3可能仍有轻微临床症状，复发者5％～10％。

（三）有合并症的憩室炎

1.腹膜炎

若表现为局限性者仍以严密观察下行非手术治疗为主。若炎症弥漫或已形成脓肿则应予积极手术治疗，术中若患病段肠管仅为炎症表现，多不常规行右半结肠造瘘术而是腹腔冲洗脓液引流。若有肠穿孔时过去常行横结肠造瘘术，但因其并发症发生率高达10％～30％，左侧结肠内含有大量粪便仍可能经穿孔处漏出。目前有人主张探查后如明确找到穿孔病变处，行一期结肠切除吻合术（年老体弱者例外）。

2.瘘

患者可能因乙状结肠与膀胱阴道穹隆或小肠襻粘连而成瘘。自发性粪瘘患者可表现为慢性病容、下腹压痛、间断性腹泻、气尿和阴道排粪等，这种瘘管常不能自行愈合，即使同时作结肠造瘘大多数患者应行乙状结肠切除术一期吻合，并同时修补受累脏器、闭合瘘口。

3.出血

如为大量出血经非手术治疗无效时，可先行动脉造影进行定位，如果患者情况允许可行出血肠段一期切除吻合术或肠切除与肠造瘘分期手术。

4.腹腔脓肿

经非手术治疗无效者可予手术引流,加近端结肠造瘘术。

九、预后

不良预后因素包括年龄、早期症状复发、腹部肿块、尿路症状、粪性腹膜炎,可增加死亡率及发病率。40岁以下患者若出现并发症则预示病变将继续发展。预示死亡的不良因素包括持续败血症、术前低血压、应用类固醇。应用类固醇或非类固醇抗炎药,可增加瘘、脓肿、腹膜炎的发病率,类固醇还可增加结肠穿孔和出血的危险,合并有克罗恩病者预后不良。

第四节 肠易激综合征

肠易激综合征(irritable bowel syndrome,IBS)是常见的一种功能性肠道疾病。IBS是一组包括腹痛、腹胀、腹部不适、排便习惯及大便性状异常的综合征,长期持续存在或反复间隙发作,而又缺乏形态学和生化学异常改变的依据。其特征是肠道功能的易激性。过去曾被称为黏液性肠炎、结肠痉挛、结肠过敏、过敏性结肠炎、易激结肠等,现均已废弃。

一、流行病学

IBS临床上十分常见,欧美报道患病率为10%～20%,我国北京和广州分别为7.3%和5.6%。患者以中青年居多,女性约为男性的2倍。本病虽呈良性经过,但由于发病率高,严重影响患者的生活质量和工作,增加患者及社会的医疗负担,因此近年来在世界范围内受到广泛重视。

二、病因和发病机制

IBS的病因尚不明确,目前认为发病因素主要涉及以下几个方面。

(一)精神因素

心理应激对胃肠运动有显著影响。大量研究表明,不少IBS患者有心理障碍或精神异常表现,腹部症状的出现和加重之前常有遭遇各种应激事件的经历。精神创伤史、紧张、焦虑多来自职业和家庭的影响,可通过自主神经系统引起结

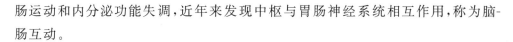

肠运动和内分泌功能失调,近年来发现中枢与胃肠神经系统相互作用,称为脑-肠互动。

(二)食物不耐受

某些食物如奶制品、海鲜、植物蛋白等,通常为 IBS 患者症状促发或加重的因素,可能是患者对其耐受性差或过敏,引起肠肌痉挛、分泌骤增而致腹痛、腹泻。另外,有些食物极易产气或影响胃肠动力,从而导致 IBS 症状。

(三)胃肠动力学异常

对 IBS 患者进行结肠肌电活动和压力曲线监测提示节段性和集团性运动增加,胃结肠反射亢进,小肠传递时间增快,形成结肠运动的高反应性。

(四)内脏感觉过敏

研究发现 IBS 患者对置于其食管和胃肠腔内各处的气囊扩张及随之引起的肠管收缩极为敏感,较易感到腹痛,即痛阈降低,甚至对正常状态下的肠蠕动亦较常人更易感觉到。这可能是由于黏膜及黏膜下的传入神经末梢兴奋阈值降低,或中枢对外周传入信息的感知异常。

(五)免疫内分泌异常

近年有研究发现,曾有肠道感染病史者日后发生 IBS 的危险因素明显高于无肠道感染病史者,称为感染后 IBS,其原因可能与肠黏膜免疫失调、肠道微生态紊乱、精神应激、内分泌因素等的综合调节有关,还有待进一步研究。

总之,IBS 发病因素及机制纷繁复杂,各种因素之间可能相互联系、相互作用,其中肠道运动的高反应性、内脏感知的高敏感性以及脑-肠互动的交通调节可能是发病机制中的关键环节。因此,对具体病例应仔细询问患者发病的原因、诱因、过程、发作与缓解的因素,以及职业、家庭、个性特征、情绪等,进行具体分析才能找到确切的发病因素以利有的放矢地进行治疗。

三、临床表现

IBS 的症状并无特异性,所有症状均可见于器质性胃肠病,只是相对有一些特点。

(一)病史特征

起病通常缓慢,间隙性发作,有缓解期。症状个体差异较大,但对某具体患者则多为固定不变的发病规律和形式。发病年龄多见于 20～50 岁。

(二)症状

1.腹痛

腹痛为 IBS 的主要症状,多伴排便异常并于便后缓解。部分患者易在进食后出现。可发生于腹部任何部位,局限性或弥漫性,但多见于下腹部。疼痛性质多种多样,程度轻重不等,但不会进行性加重,不在睡眠中发作。

2.腹泻

腹泻亦为 IBS 的主要症状,其特点为:①粪便量少,每天总量极少超过正常范围(一般≤200 g/d);②约 1/4 的患者可因进食诱发;③禁食 72 小时后腹泻多消失;④夜间不出现,此点有别于器质性疾病所导致的腹泻;⑤不少患者腹泻与便秘交替出现。

3.便秘

早期多为间断性发作,后期可为持续性,甚至长期依赖泻药。患者感排便困难、便不尽感,大便次数减少,粪便干结,可带较多黏液。

4.腹胀

白天加重,夜间睡眠后减轻,腹围不增加。

5.其他症状

近半数患者有烧心、早饱、恶心、呕吐等上消化道症状;部分患者还有疲乏、头痛、悲痛、心悸、呼吸不畅、尿频、尿急、性功能障碍等胃肠外表现,此类症状较器质性肠病显著多见。

症状出现或加重常与精神因素或遭遇应激状态有关,部分患者尚有不同程度的心理精神异常表现,如抑郁、焦虑、紧张、多疑、敌意等。

(三)体征

通常无阳性体征。部分患者有多汗、血压高、心率快等自主神经失调表现。有时可于腹部触及乙状结肠曲或有压痛的肠襻。行肠镜检查时,极易感到腹痛,对注入气体反应敏感,肠道极易痉挛而影响操作。

四、诊断与鉴别诊断

(一)诊断标准

首先通过详细询问病史及体格检查,根据罗马Ⅲ诊断标准作出初步诊断,较明确者可试行诊断性治疗,临床随诊。不提倡一开始就做撒网式的详查。

罗马Ⅲ诊断标准。

（1）反复发作的腹痛或不适至少 6 个月，最近 3 个月内每个月至少有 3 天出现症状，合并以下 2 条或多条：①排便后症状缓解；②发作时伴有排便频率改变；③发作时伴有大便性状改变。

（2）以下症状不是诊断所必备，但属常见症状，这些症状越多，越支持 IBS 的诊断：①排便频率异常（每天排便＞3 次或每周＜3 次）；②粪便性状异常（块状/硬便或稀水样便）；③粪便排出过程异常（费力、急迫感、排便不尽感）；④黏液便；⑤胃肠胀气或腹部膨胀感。

（3）缺乏可解释症状的形态学改变和生化异常。

（二）报警症状

对于存在报警症状的患者，勿轻易诊断 IBS，应谨慎除外器质性疾病。报警症状包括：便血、体重下降、持续性腹泻、持续性或顽固性腹胀、贫血、发热、发病年龄在 50 岁以上、有胃肠肿瘤家族史、新近发病者。

（三）相关检查

对于诊断可疑、症状顽固或治疗无效者，应做进一步检查，主要包括：①血常规、大便常规及隐血、生化检查；②内镜检查，如结肠镜、胃镜、胶囊内镜；③影像学检查，如腹部超声、CT、腹部平片、小肠造影、钡剂灌肠；④粪便培养、脂肪定量；⑤甲状腺功能检查；⑥胰腺功能检查；⑦胃肠通过时间测定；⑧肛门、直肠压力测定；⑨乳糖氢呼气试验；⑩肠腔放置气囊扩张试验、排粪造影等。

（四）鉴别诊断

IBS 的诊断关键在于除外器质性疾病，包括肠道肿瘤、肠道感染、炎症性肠病、结肠憩室、乳糖不耐受、慢性胰腺炎、消化吸收不良等。

（五）分型

根据患者的主要症状，IBS 分为 3 个主要类型。

1.腹泻型

腹泻型以腹泻为主要症状，腹痛可轻可重。

2.便秘型

便秘型以便秘及下腹痛为主。

3.腹泻便秘交替型

腹泻、便秘交替的时间可长可短。

分型的意义在于临床上根据其主要的症状确定对症治疗的方法和预防措施。

五、治疗

根据患者发病特征,在分析其发生原因的基础上,采取个体化的分型治疗方案和循序渐进的综合治疗措施。另外,建立良好的医患关系,认真倾听患者的诉说,必要的解释和承诺,使患者消除顾虑,树立信心,取得信任与合作。只有在此基础上选用适当的药物进行个体化的治疗,才可能取得理想的效果。对腹泻型IBS患者,可选用解痉剂、止泻剂,辅以饮食治疗,强调温和、易消化食物;对便秘型 IBS 患者,可选用肠动力药、大便容量扩增剂、轻泻剂,配合高纤维饮食、增加饮水、体力活动,培养定时排便习惯;对腹泻便秘交替型,按主要临床症状选用以上两型主要措施。

(一)饮食治疗

详细了解患者的饮食习惯及其与症状之间的关系,避免敏感食物,减少产气食物,并根据胃肠动力变化特点改变膳食结构。增加膳食纤维,每天不少于25 g。高纤维食物,如麦麸、蔬菜、水果、魔芋等,可刺激结肠运动,对改善便秘有明显效果。高脂食物抑制胃排空、增加胃食管反流、加强餐后结肠运动。苹果汁、葡萄汁可能引起腹泻。奶制品、大豆、洋葱等属于产气食物,可能加重腹胀、腹痛。

(二)药物治疗

种类繁多,且层出不穷。适当地选用或合用几种药物可能效果更佳。对腹泻型 IBS 患者,可选用解痉剂、止泻剂,辅以饮食治疗,强调温和、易消化食物;对便秘型 IBS 患者,可选用胃肠动力药、导泻药。

1. 解痉剂

(1)抗胆碱能药物:常用阿托品、溴丙胺太林、颠茄、莨菪等,双环维林 10～20 mg,每天 3 次。

(2)钙通道阻滞剂:如硝苯地平、维拉帕米,可减弱结肠动力、抑制胃结肠反射,对腹痛、腹泻有一定效果。匹维溴铵为选择性作用于胃肠道平滑肌的钙通道阻滞剂,可有效缓解腹痛、腹泻,不良反应较少,用法为 50 mg,每天 3 次。

(3)其他:薄荷油是一种天然药物,可松弛胃肠平滑肌,并消除胃肠胀气。

2. 胃肠动力药

(1)莫沙比利:是一种全胃肠促动力药,选择性作用于胃肠肌间神经丛,刺激 5-HT$_4$受体,从而增加乙酰胆碱的释放。用法为 5 mg,每天 3 次。

(2)伊托必利:具有多巴胺 D$_2$-受体阻滞和乙酰胆碱酯酶抑制的双重作用,通过刺激内源性乙酰胆碱释放并抑制其水解而增强胃和肠运动,无锥体外系及心脏不良反应。用法为 50 mg,每天 3 次。

(3)曲美布汀:对胃肠运动具有兴奋和抑制双向调节作用,一方面,通过抑制细胞膜钾离子通道产生去极化,从而提高平滑肌的兴奋性;另一方面,通过阻断细胞膜钙离子通道,抑制钙内流,从而抑制细胞兴奋,使胃肠道平滑肌松弛。此外,曲美布汀对平滑肌神经受体也具有双向调节作用,在低运动状态下作用于肾上腺受体,抑制肾上腺素释放,增加运动节律;在运动亢进时,作用于胆碱能受体及阿片受体,从而抑制平滑肌运动。用法为 100 mg,每天 3 次。

3.导泻药

通常避免使用,因为不良反应较多,且容易导致由便秘转为腹泻。对严重便秘,饮食治疗效果不佳时,可使用导泻药。包括大便容量扩增剂、渗透性泻剂、刺激性泻剂等。

4.止泻药

(1)地芬诺酯:2.5～5 mg,每天 3 次,国内多与阿托品联用,复方地芬诺酯 1～2 片,每天酌情使用。

(2)洛哌丁胺:2～4 mg,每天 4 次,可抑制肠蠕动而止泻。

(3)铝乳、蒙脱石:有助于保护肠黏膜,增加其吸附作用而止泻,前者 20～30 mL,每天 2～3 次,后者 3 g,每天 3 次。

5.消除胃肠胀气剂

二甲硅油、活性炭,具有消气去泡作用,缓解患者腹胀。

6.抗焦虑、抗抑郁药

三环类、四环类药物及选择性 5-羟色胺再摄取抑制剂类抗抑郁药,不仅可改善患者的精神状态,而且肠道症状明显减轻,其作用机制可能与其降低内脏敏感性有关。常用的有阿米替林 12.5 mg,每天 2 次,丙米嗪 12.5～25 mg,每天 2 次,盐酸氟西汀 20 mg,每天 1 次,疗程 8～12 周,逐渐减量至停药。

7.心理行为治疗

心理行为治疗包括心理治疗、催眠术、生物反馈疗法等。

六、预后

IBS 呈良性过程,但可反复发作,甚至持续终身,约半数以上患者经适当治疗后症状逐渐好转,甚至消失。一般来说,以便秘为主,病程短、症状诱因明确的患者治疗效果较好。女性患者和有心理障碍者以及过于积极求医者,症状容易反复。

第五节 克罗恩病

克罗恩病(Crohn's disease,CD),又称局限性回肠炎、局限性肠炎、节段性肠炎和肉芽肿性肠炎,是一种病因不明的肠道慢性炎症性疾病。本病和慢性非特异性溃疡性结肠炎两者统称为 IBD。克罗恩病在整个胃肠道的任何部位均可发生,但好发于末段回肠和右半结肠。以腹痛、腹泻、肠梗阻为主要症状,且有发热、营养障碍等肠外表现。病程多迁延,常有反复,不易根治。

一、流行病学

本病分布于世界各地,国内较欧美少见。近十余年来临床上已较前多见。男女间无显著差别。任何年龄均可发病,但青壮年占半数以上。

二、病因和发病机制

病因尚未完全明确,可能为遗传、免疫和环境等多种因素的综合作用所致。

(一)遗传因素

本病有明显种族差异和家族聚集性,高达 30%的患者有阳性家族史。单卵双生子共患 IBD 的危险性高达 50%。

(二)免疫异常

肠黏膜免疫系统异常在 CD 的发病机制中仍然处于中心地位。肠黏膜上皮不仅是天然的屏障,且主动参与黏膜免疫反应,传递抗原刺激的信息、释放各种细胞因子与化学介质,导致局部白细胞和吞噬细胞的聚集和活化,从而启动宿主的免疫反应。而黏膜免疫系统又改变着上皮细胞的功能。

(三)环境因素

环境因素研究中,涉及最多的是感染问题。肠腔内环境改变或正常微生物及其产物影响了肠上皮通透性,促进白细胞激活和促炎因子产生,引起一系列炎症级联反应。不少学者认为感染有可能作为一种启动因子引起肠道炎症。

此外,神经内分泌改变、反应性氧代谢产物、一氧化氮、NSAIDs 等药物和精神因素可能通过多个环节参与疾病的发生。早期断奶、儿童期肠道感染和抗生素使用、西化的饮食习惯、吸烟等在 CD 中的作用均有报告。

总之,Kirsner 与 Shorter 在 20 年前提出的工作假说认为早期的抗原进入,使胃肠相关淋巴组织致敏,产生一种对正常肠菌抗原的高敏状态。遗传素质加重此敏感过程,即通常所谓的遗传易感性。此后任何破坏肠黏膜屏障的继发因素都将使抗原与这些淋巴组织再度接触,激发局部过度的免疫反应性炎症,这是对该病发病机制的精辟概括。

三、病理

病变多见于末段回肠和邻近结肠,但从口腔至肛门的整个消化道均可受累,病变局限于小肠(主要为末段回肠)和结肠者各占30%,两者同时受累占40%。

(一)大体病理

肠道病变呈节段性或跳跃性分布,病变肠段之间有正常的肠管。病变早期可呈鹅口疮样溃疡,随后溃疡逐渐增大,形成纵形溃疡和裂沟,将肠黏膜分割成铺路石或鹅卵石样;病变累及全层肠壁,肠壁增厚变硬,并可致肠管狭窄;溃疡穿孔可引起局部脓肿,或穿透至其他肠段、器官、腹壁,形成内瘘或外瘘。肛周疾病,如肛周脓肿、肛瘘等是本病的常见病理改变。

(二)组织病理

常呈全肠壁炎症,伴充血、水肿、淋巴管扩张、淋巴组织增生和结缔组织增生。较典型的改变有裂隙状溃疡,固有膜慢性炎症细胞浸润、固有膜底部和黏膜下层淋巴细胞聚集、黏膜下层增宽、淋巴管扩张及神经节炎,而隐窝结构大多正常,杯状细胞不减少。非干酪性肉芽肿由类上皮细胞和多核巨细胞构成,可发生于肠壁各层和局部淋巴结。裂隙状溃疡呈缝隙状,可深达黏膜下层,甚至肌层。

四、临床表现

本病大多起病缓慢、隐匿,病程较长,常在数月至数年以上。活动期和缓解期长短不一,交替出现,反复发作中呈渐进性进展。少数急性起病,可有高热、毒血症症状和急腹症表现。不同病例临床表现差异较大,与病变的部位、范围、严重程度、病程长短以及有无并发症有关。

(一)消化系统症状

1.腹痛

腹痛为常见症状。多位于右下腹或脐周,间歇性发作,常为痉挛性阵发性疼痛伴肠鸣。常于进餐后加重,排便或肛门排气后缓解。腹痛的发生可能与肠内容物通过炎症、狭窄肠段,引起局部肠痉挛有关。腹痛亦可由部分或完全性肠梗阻引起。出现持续性腹痛和明显压痛,提示炎症波及腹膜或腹腔内脓肿形成。

全腹剧痛和腹肌紧张,可能系病变肠段急性穿孔所致。

2.腹泻

腹泻亦为本病常见症状之一,主要由病变肠段炎症渗出、蠕动增加及继发吸收不良引起。腹泻先是间歇性发作,病程后期可转为持续性。多数每天大便2～6次,粪便多糊状,一般无黏液和脓血。病变涉及下段结肠或肛门直肠者,可有黏液血便及里急后重。

3.腹部包块

约1/3病例出现。由于肠粘连、肠壁和肠系膜增厚、肠系膜淋巴结肿大、内瘘形成以及腹内脓肿等所致。以右下腹和脐周多见。

4.瘘管形成

因透壁性炎性病变穿透肠壁全层至肠外组织或器官而形成。瘘管形成是CD的临床特征之一。瘘分内瘘和外瘘,前者可通向其他肠段、肠系膜、膀胱、输尿管、阴道、腹膜后等处,后者通向腹壁或肛周皮肤。肠段之间内瘘形成可致腹泻加重及营养不良。肠瘘通向的组织与器官因粪便污染可致继发感染。外瘘或通向膀胱、阴道的内瘘均可见粪便和气体排出。

5.肛门直肠周围病变

肛门直肠周围病变包括肛门直肠周围瘘管、脓肿形成及肛裂等病变,见于部分患者,有结肠受累者较多见。有时这些病变可为本病的首发或突出的临床表现。

(二)全身表现

1.发热

发热为常见的临床表现之一。一般为中度发热或低热,常呈间歇性。少数呈弛张热伴毒血症,与活动性肠道炎症及继发感染有关。

2.营养障碍

营养障碍由慢性腹泻、食欲减退及慢性消耗等因素所致。表现为消瘦、贫血、低清蛋白血症和维生素缺乏等。青春期前患者常有生长发育迟滞。

(三)肠外表现

本病可有全身多个系统损害,因而伴有一系列肠外表现:杵状指(趾)、关节痛(炎)、结节性红斑、坏疽性脓皮病、口腔黏膜溃疡、虹膜睫状体炎、葡萄膜炎、小胆管周围炎、硬化性胆管炎、慢性活动性肝炎等。

(四)并发症

肠梗阻较常见,其次是腹腔脓肿,可出现吸收不良综合征,偶可发生急性肠

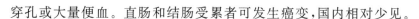

穿孔或大量便血。直肠和结肠受累者可发生癌变,国内相对少见。

五、辅助检查

(一)实验室检查

血红蛋白下降、血沉加快、血清清蛋白降低和血清 C 反应蛋白升高常见。部分患者抗酿酒酵母抗体阳性。粪便隐血试验常阳性。有吸收不良综合征者粪脂排出量增加并可有相应肠吸收功能改变。

(二)X 线检查

小肠病变做肠道钡餐造影,结肠病变做钡剂灌肠检查。其表现为肠道的炎性病变,可见黏膜皱襞粗乱、裂隙状溃疡、卵石征、假息肉、单发或多发性狭窄、瘘管形成等 X 线征象,病变呈节段性分布。

(三)结肠镜检查

结肠镜可行全结肠及回肠末段检查。可见病变呈跳跃式分布,黏膜充血水肿、纵形溃疡、肠腔狭窄、假息肉形成以及卵石征等不同表现。病变肠段之间黏膜外观正常。

(四)病理组织学检查

内镜活检最好包括炎症与非炎症区域,以确定炎症是否节段性分布。病变处黏膜活检较典型的改变有非干酪性肉芽肿、阿弗他溃疡或裂隙状溃疡、固有膜慢性炎症细胞浸润、固有膜底部和黏膜下层淋巴细胞聚集、黏膜下层增宽、淋巴管扩张及神经节炎,而隐窝结构大多正常,杯状细胞不减少。

六、诊断

对中青年患者有慢性反复发作性腹痛、腹泻、腹部包块和发热等症状,X 线和/或结肠镜检查发现肠段炎症性病变主要在回肠末段与邻近肠段,且呈节段性分布,应考虑本病的诊断。本病诊断主要根据临床表现、X 线检查、结肠镜检查和病理组织学检查进行综合分析,表现典型者可作出临床诊断(如活检黏膜固有层见非干酪坏死性肉芽肿或大量淋巴细胞聚集更支持诊断),但须排除肠结核、阿米巴痢疾等慢性肠道感染、肠道淋巴瘤、缺血性肠炎、白塞病以及溃疡性结肠炎等。初发病例、临床与影像或内镜及活检改变难以确诊时,应随访观察 3～6个月。部分诊断困难者需行手术探查获得病理诊断。

七、鉴别诊断

(一)原发性肠道恶性淋巴瘤

患者年轻男性多,便血多,发热高,病情进展快,预后不良。肠道溃疡常大而不规则,呈多彩性改变,无肉芽肿,局部浸润淋巴细胞具有异形性,基因重排检测可见淋巴细胞呈单克隆增殖,可资鉴别,必要时早期手术探查。

(二)急性阑尾炎

急性起病,腹泻少见,常有转移性右下腹痛,压痛位于麦氏点,血象白细胞计数增高更为明显,有时需剖腹探查才能明确诊断。

(三)其他需鉴别的疾病

其他包括缺血性结肠炎、白塞病、放射性肠炎、药物性肠病(如 NASIDs 所致)、嗜酸性细胞肠炎和癌等。对于一些难以与 IBD 鉴别的疾病,应密切随访观察。

八、治疗

治疗目的是控制疾病活动、维持缓解及防治并发症。由于治疗时间长,应注意长期用药的不良反应,治疗措施的综合应用,强调个体化处理原则。

(一)一般治疗

注意休息,进食易消化食物,补充营养、维生素和电解质。重症患者可采用静脉高营养或要素饮食,让肠道充分休息,保证每天 2 000 kJ 热量。

(二)药物治疗

1.氨基水杨酸制剂

氨基水杨酸制剂为治疗轻中度病例的主要用药,也是维持缓解最为有效的药物。5-氨基水杨酸可通过抑制花生四烯酸代谢,抑制前列腺素的合成,清除氧自由基,减轻由天然或获得性免疫引起的肠黏膜炎症反应,目前用于临床的剂型主要有两大类:①水杨酸偶氮磺胺吡啶,这是第一个有效治疗 IBD 的氨基水杨酸类制剂,用于临床已有 60 余年,其有效成分 5-氨基水杨酸通过偶氮键与磺胺吡啶连接后,在大肠细菌的作用下断开偶氮键,释放出 5-氨基水杨酸。主要用于大肠 IBD 的治疗。水杨酸偶氮磺胺吡啶分解的另一成分磺胺吡啶可致恶心、呕吐、食欲下降、白细胞计数减少、皮疹、自身免疫性溶血及再生障碍性贫血等不良反应,临床应用时应注意监测。②5-氨基水杨酸的 pH 依赖缓释剂,如美沙拉嗪等,则可在小肠及大肠发挥作用,不良反应少。

该类药物维持治疗时间一般不应少于 3～5 年,有的患者需终身维持,剂量为水杨酸偶氮磺胺吡啶 2～4 g/d 或相当剂量的 5-氨基水杨酸。由于水杨酸偶氮磺胺吡啶干扰叶酸吸收,宜同服叶酸 10～15 mg/d。

2.糖皮质激素

糖皮质激素适用于氨基水杨酸无效或小肠病变为主的患者。根据病情选用口服泼尼松 40～60 mg/d,或静脉滴注氢化可的松 200～300 mg/d 或甲泼尼龙 40～60 mg/d。病情缓解后逐渐减量至停药,结肠病变者以氨基水杨酸维持治疗,而小肠受累者以免疫抑制剂维持治疗。病变局限在左半结肠者,可用激素保留灌肠,布地奈德全身不良反应少,可选用。

3.免疫抑制剂

免疫抑制剂适用于对糖皮质激素疗效不佳或依赖的病例的诱导缓解及维持治疗。硫唑嘌呤常用 2～2.5 mg/(kg·d),而 6-巯基嘌呤常用 1.5 mg/(kg·d)。此两种药物达到最大起效时间需 3～6 个月,维持用药一般 3～5 年,甚至更长。甲氨蝶呤可试用于对硫唑嘌呤或 6-巯基嘌呤不耐受的患者。严重不良反应主要有白细胞计数减少等骨髓抑制表现。

4.英利昔单抗(抗 TNF-α 单抗)

英利昔单抗是近年开发的新型生物制剂,已用于治疗难治性克罗恩病并取得了良好疗效,但是价格昂贵。用法为每次 5～10 mg/kg,控制发作一般需静脉滴注 3 次。

5.抗菌药物

某些抗菌药物,如甲硝唑、喹诺酮类药物,应用于本病有一定疗效。一般与其他药物联合使用。

九、预后

本病可经治疗好转,也可自行缓解。但多数患者反复发作,迁延不愈,其中部分患者在其病程中出现并发症而手术,预后欠佳。

第五章 肝脏疾病

第一节 病毒性肝炎

病毒性肝炎主要有 5 种,分别为甲、乙、丙、丁、戊型病毒性肝炎。

甲型、戊型肝炎多为急性起病,预后良好,乙型、丙型和丁型肝炎预后较差,部分患者可演变为慢性肝炎、肝硬化,甚至原发性肝癌。

一、甲型肝炎

甲型肝炎系甲型肝炎病毒(HAV)引起的急性肝脏炎症,由患者的潜伏期或急性期粪便、血液中的 HAV 污染水源、食物及生活密切接触经口进入胃肠道而传播,可暴发或散发流行,病程急骤,预后良好。

(一)病原学

甲型肝炎病毒直径 27～32 nm,无包膜,球形,有空心和实心两种颗粒。60 ℃ 1 小时不能灭活,100 ℃ 5 分钟可全部灭活。可以感染人的血清型只有一个,因此只有一个检查抗体系统,临床研究表明免疫血清球蛋白可保护 HAV 感染者。

(二)流行病学

甲型肝炎的流行与社会、经济和卫生因素密切相关。甲型肝炎呈全球性分布,分为高度、中度和低度地方性流行地区。由于 HAV 主要经粪-口途径传播,甲型肝炎现已成为发展中国家严重的公共卫生隐患。

1.传染源

甲型肝炎患者和隐性感染者是疾病的主要传染源。甲型肝炎患者起病前 2 周和起病后 1 周粪便中排出的 HAV 数量增多。隐性感染者是很重要的传染源。

2.传播途径

HAV 主要经粪-口途径传播,粪便污染饮用水源、食物、蔬菜、玩具等可导致流行。水源或食物污染可导致暴发性流行。1988 年上海 31 万人的暴发流行是我国历史上最大的一次流行,流行病学调查证实与食用毛蚶密切相关。此外,HAV 可通过人-猿接触传播,饲养员接触 HAV 感染猴后可致 HAV 感染。

3.易感人群

抗 HAV 阴性者对 HAV 普遍易感。我国 80％以上成年人抗 HAV-IgG 阳性,可通过胎盘将抗 HAV-IgG 带给胎儿,6 个月以下的婴儿均有 HAV 抗体,6 个月后逐渐消失,成为易感者。发病者集中在幼儿和儿童。

(三)病理和发病机制

1.病理表现

甲型肝炎主要表现为肝细胞点状坏死、变性和炎症渗出,少数有较明显淤胆,偶见大块性和亚大块性坏死。

2.发病机制

关于甲型肝炎发病机制的研究较少,病因尚未完全阐明。在病毒侵入消化道黏膜后,有一短暂病毒血症阶段。既往认为 HAV 对肝细胞有直接损害作用,目前研究证实,感染早期 HAV 大量增殖,肝细胞仅轻微破坏,随后细胞免疫起重要作用。较强的 HAV 抗原性易激活患者血清 $CD8^+$ T 细胞,致敏淋巴细胞对 HAV 感染的肝细胞产生细胞毒性,导致肝细胞变性、坏死。感染后期,HAV 抗体产生后通过免疫复合物使肝细胞破坏。

(四)临床表现

1.潜伏期

2～6 周,平均 4 周。

2.临床表现

急性甲型肝炎临床表现阶段性较为明显,可分为 3 期。典型病例的临床表现如下。

(1)黄疸前期:起病急,有畏寒、发热、全身乏力、食欲减退、厌油、恶心、呕吐、腹痛、腹泻,尿色逐渐加深,至本期末呈浓茶色。少数病例以发热、头痛、上呼吸道症状等为主要表现。本期持续 1～21 天,平均 5～7 天。

(2)黄疸期:自觉症状有所好转,发热减退,但尿色继续加深,巩膜、皮肤黄

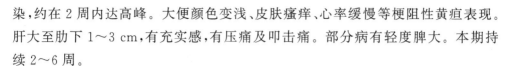

染,约在2周内达高峰。大便颜色变浅、皮肤瘙痒、心率缓慢等梗阻性黄疸表现。肝大至肋下1~3 cm,有充实感,有压痛及叩击痛。部分病有轻度脾大。本期持续2~6周。

(3)恢复期:黄疸逐渐消退,临床症状减轻以至消失,肝脾回缩,肝生化指标逐渐恢复正常。本期持续2周到4个月,平均1个月。

3.特殊表现

(1)急性重型肝炎:甲型肝炎引起急性重型肝炎较少见,1988—1989年上海发生甲型肝炎暴发流行累及人数达31万人,甲型急性重型肝炎比例为0.15‰。在慢性乙型肝炎基础上并发甲型急性重型肝炎危险性较高。甲型急性重型肝炎并发肝性脑病和肝肾综合征是死亡的主要原因。

(2)淤胆型肝炎:少数甲型肝炎可发展为淤胆型肝炎,使病程延长,一般为自限性。

(3)复发性甲型肝炎:有少数甲型肝炎患者在恢复后出现复发的症状和体征,伴肝功能异常和抗HAV-IgM消失后再度上升。这种复发性甲型肝炎常发生于甲型肝炎恢复后1~4个月,但病程自限,预后良好。

(4)重叠感染:甲型肝炎可重叠其他嗜肝病毒感染,我国报道甲、乙型肝炎病毒重叠感染高达12%~15%,也有甲、乙、丙型肝炎病毒重叠感染。

(5)合并妊娠:一般不影响甲型肝炎的病情和病程,也不增加产科并发症和婴儿畸形的发生率,甲型肝炎一般不通过母婴传播。

(五)实验室检查

1.粪便检测

RNA分子杂交及聚合酶链式反应(PCR)法检测HAV-RNA,后者更为灵敏,固相放射免疫法检测甲型病毒抗原,起病前2周粪中可检测到,发病后1周阳性率45%,第2周仅12%。该方法可用于识别急性期或无症状感染患者,用于HAV感染患者粪便排病毒规律及传染期的观察。

2.血清抗体检测

(1)抗HAV-IgM:是临床最可靠的常规检测手段,常用酶联免疫吸附试验,血清中抗HAV-IgM出现于HAV感染的早期(发病后数天),滴度很快升至峰值,持续2~4周,并在短期内降至较低水平,通常在3~6个月消失(少数可超过1年)。因此,抗HAV-IgM是甲型肝炎早期诊断最简便可靠的血清学标志,也是流行病学中区分新近感染(包括临床和无症状的亚临床感染)与既往感染甲型肝炎病毒的有力证据。

(2)抗 HAV-IgG：抗 HAV-IgG 在急性期后期和恢复早期出现,于 2～3 个月内达高峰,然后缓慢下降,持续多年或终身。能区分是新近还是既往感染,主要用于了解人群中既往感染情况及人群中的免疫水平,对流行病学调查更有意义。

3.常规生化指标检测

外周血白细胞总数正常或偏低,淋巴细胞相对增多,偶见异型淋巴细胞。黄疸前期尿胆原及尿胆红素阳性反应,可作为早期诊断的重要依据。丙氨酸氨基转移酶(ALT)于黄疸前期早期开始升高,血清总胆红素(TBIL)在黄疸前期开始升高。ALT 高峰在血清 TBIL 高峰之前,一般在黄疸消退后数周恢复正常。

急性黄疸型血清球蛋白常轻度升高,随病情变化逐渐恢复正常。急性无黄疸型和亚临床型患者肝生化指标改变仅以 ALT 轻、中度升高为特点。急性淤胆型者 TBIL 显著升高而 ALT 仅轻度升高,同时伴血清碱性磷酸酶(ALP)及谷氨酰转肽酶(GGT)明显升高。

(六)诊断与鉴别诊断

1.诊断标准

主要依据流行病学史、接触史、临床特点及实验室检查,主要是抗 HAV-IgM 阳性及氨基转移酶升高。"热退黄疸现,临床症状有所减"是本病早期特征。黄疸前期患者尿色加深是考虑该病的重要线索。若为慢性肝炎患者,通常不考虑该病。

2.鉴别诊断

黄疸前期需与上呼吸道感染、肠道感染和关节炎等疾病鉴别。急性期需与其他型病毒性肝炎及阻塞性黄疸鉴别。

(七)治疗及预后

甲型肝炎为自限性疾病,无须特殊治疗。该病预后良好,通常在 2～4 个月内恢复,少数病程可延长或有反复,但最终可痊愈,该病不会转为慢性肝炎,病死率极低。

(八)预防

早期发现,早期隔离,自发病日开始,隔离 3 周。幼儿园等机构除病儿隔离外,接触者医学观察 45 天。强调改善居住和卫生条件,提高群众卫生意识。餐前便后勤洗手,加强水源、饮食和粪便的管理。密切接触者,可予免疫球蛋白(人血丙种球蛋白)被动免疫,0.02～0.05 mL/kg,尽早注射,治疗时间应≥2 周。灭活和减毒疫苗已研制成功,接种者可产生有效的抗体反应,在国内已生产和推

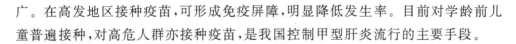

广。在高发地区接种疫苗,可形成免疫屏障,明显降低发生率。目前对学龄前儿童普遍接种,对高危人群亦接种疫苗,是我国控制甲型肝炎流行的主要手段。

二、乙型肝炎

乙型肝炎常致慢性感染,最终形成肝硬化和肝癌,是严重危害我国人民健康的重要传染病。

(一)病原学

乙型肝炎病毒(HBV)是脱氧核糖核酸病毒,属嗜肝 DNA 病毒。完整的病毒颗粒(Dane 颗粒)在 1970 年由 Dane 在电镜下发现,直径约 42 nm。HBV 分为包膜(乙肝表面抗原,HBsAg)及核心,后者由核衣壳(乙型肝炎核心抗原,HBcAg)及其所含的病毒 DNA 基因组、DNA 聚合酶、HBeAg 等组成。HBV 基因组结构独特,是一个仅约 3.2 kb 的部分双链环形 DNA。较长的一链因与病毒 mRNA 互补,按惯例将其定为负性,较短的一链则定为正极性。负链核苷酸序列至少有 4 个开放阅读框架,即 C、P、S 和 X 基因,分别编码核壳、聚合酶、包膜蛋白、X 蛋白以及调节病毒蛋白的转录水平。采用 HBV-DNA 转染肝癌细胞株在体外能分泌 HBV 颗粒及各种抗原,供实验室研究,HBV 转基因小鼠也可作为一个整体模型对 HBV 进行研究。

(二)流行病学

HBV 感染是严重的公共卫生问题。虽然 HBV 感染呈世界性分布,但不同地区的 HBV 流行率差异较大。2006 年,我国乙型肝炎血清流行病学调查结果显示,1~59 岁人群乙型肝炎表面抗原携带率为 7.18%。虽然我国属 HBV 高地方性流行地区,但各地人群 HBsAg 流行率分布并不一致。

1.传染源

急性、慢性乙型肝炎患者和病毒携带者,特别是无症状携带者是乙型肝炎的主要传染源,通过血液和体液排出病毒,其传染性贯穿于整个病程。

2.传播途径

HBV 主要经血、血制品、母婴、破损的皮肤和黏膜以及性传播。围生期传播是母婴传播的主要方式,多在分娩时接触 HBV 阳性母亲的血液和体液传播。经皮肤黏膜传播主要发生于使用未经严格消毒的医疗器械、注射器、有创性诊疗操作、手术及静脉内滥用毒品等。其他如修足、文身、扎耳环孔、医护人员工作中的意外暴露、共用剃须刀和牙刷等也可传播。与 HBV 阳性者性接触,特别是有多个性伴侣者,其感染 HBV 的危险性增高。由于严格实施对献血员进行

HBsAg 筛查,经输血或血液制品引起的 HBV 感染已较少发生。

HBV 不经呼吸道和消化道传播,因此,日常学习、工作或生活接触,如同一办公室工作(包括共用计算机等办公用品)、握手、拥抱、同住一宿舍、同一餐厅用餐和共用厕所等无血液暴露的接触,一般不会传染 HBV。经吸血昆虫(蚊、臭虫等)传播未被证实。

3.易感者

人群普遍易感。随着年龄增长,通过隐性感染获得免疫的比例逐渐增加,故 HBV 感染多发生于婴幼儿及青少年。到成年以后,除少数易感者以外,已感染 HBV 的人多已成为慢性或潜伏性感染者。到中年后,无症状 HBsAg 携带者随着 HBV 感染的逐步消失而减少。

(三)病理和发病机制

1.病理变化

急性乙型肝炎病理表现为肝小叶内坏死、变性和炎症反应。病变严重时,在中央静脉与门静脉之间形成融合性带状坏死,提示预后不良或转化为慢性活动性肝炎。急性肝炎一般无毛玻璃样细胞,免疫组织化学常无 HBcAg 和 HBsAg。

2.发病机制

乙型肝炎发病机制极为复杂,迄今尚未完全阐明。目前主要认为,HBV 侵入人体后,未被单核-吞噬细胞系统清除的病毒到达肝脏,病毒包膜与肝细胞膜融合,导致病毒侵入肝细胞后开始复制过程。一般认为 HBV 不直接损害肝细胞,而是通过宿主免疫应答引起肝细胞的损伤和破坏,导致相应的临床表现。由于宿主不同的免疫反应(包括个体的遗传和代谢差异),HBV 感染的临床表现和转归也各有不同。

(四)临床表现

1.潜伏期

1~6 个月,平均 2 个月。

2.临床表现

其分为急性黄疸型、急性无黄疸型和急性淤胆型肝炎,临床表现与甲型肝炎相似,多呈自限性(占 90%~95%),常在半年内痊愈。

(五)实验室检查

1.肝生化功能检查

肝生化功能检查可反映肝脏损害的严重程度,ALT、血清天门冬氨酸氨基转

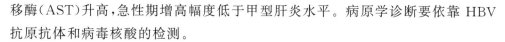

移酶(AST)升高,急性期增高幅度低于甲型肝炎水平。病原学诊断要依靠 HBV 抗原抗体和病毒核酸的检测。

2.HBV 血清标志物的检测

(1)HBsAg:在 HBV 感染者中出现最早,1～2 周、最迟 11～12 周可被检出,滴度最高,是乙型肝炎早期诊断的重要标志。典型急性乙型肝炎,潜伏期先出现 HBsAg,经 2～6 周才出现肝炎临床症状、体征及肝功能异常,在血中可持续 1～2 个月,于恢复期消失,若持续 6 个月以上,常发展为慢性肝炎。除见于急慢性乙型肝炎外,尚可在 HBsAg 携带者、肝炎后肝硬化和肝细胞癌患者中检测到。HBsAg 阳性表示存在 HBV 感染,但 HBsAg 阴性不能排除 HBV 感染。

(2)抗 HBsAg:是一种保护性抗体,能清除病毒,防止 HBV 感染,在急性乙型肝炎中最晚出现(发病后 3 个月),提示疾病恢复。在暴发型肝炎中抗 HBsAg 常呈高滴度,并与 HBsAg 形成免疫复合物,是致肝细胞块状坏死的原因之一。接种乙型肝炎疫苗后,可出现抗 HBsAg,可作为评价乙型肝炎疫苗是否接种成功的重要标志。值得一提的是,HBsAg 和抗 HBsAg 同时阳性,提示形成免疫复合物、HBV 多种亚型感染的结果或机体免疫紊乱所致。

(3)HBeAg:伴随 HBsAg 后出现,若 HBeAg 持续阳性表明 HBV 活动性复制,提示传染性大,容易发展为慢性肝炎,可作为抗病毒药物疗效考核指标之一。

(4)抗 HBe:急性乙型肝炎时,抗 HBe 示病情恢复,病毒复制减少或终止;抗 HBe 持续阳性提示 HBV 复制处于低水平,HBV-DNA 可能已和宿主 DNA 整合,并长期潜伏;或因出现前 C 区突变,HBeAg 不能表达。HBeAg 与抗 HBe 的转换有时是由于前 C 区突变所致,而并非完全是感染减轻。

(5)HBcAg:一般不能在血清中检测到,多数存在于 Dane 颗粒内,少数游离者也被高滴度抗 HBc 形成免疫复合物,需用去垢剂处理使 HBcAg 暴露后再检测。它是乙型肝炎传染性和病毒复制的标志,是肝细胞损害的靶抗原,与病情活动有关。

(6)抗 HBc:抗 HBc 总抗体在 HBV 感染后早期出现,呈高滴度,可持续 5 年甚至更长。滴度在 1:100 以上,结合肝功能可作为乙型肝炎诊断的依据,对 HBsAg 阴性的急性乙型肝炎,抗 HBc 高滴度有诊断意义;由于抗体持续时间长,常用于流行病学调查,是疫苗安全性观察指标。抗 HBc-IgM 阳性提示 HBV 活动性复制,是诊断急性乙型肝炎的主要依据,慢性乙型肝炎活动期呈阳性,缓解期可消失。抗 HBc-IgG 可持续存在,暴发型肝炎时抗体呈高滴度。

3.HBV-DNA 检测

国际上推荐 Roche Cobas Taqman 法检测,其最低检测值为 50 U/mL(约等于 300 拷贝/毫升)。我国常用实时荧光定量 PCR 法,最低检测值为 1 000 拷贝/毫升,灵敏性和准确率较低。

4.HBV 基因分型及耐药变异检测

HBV 基因分型和耐药变异的检测方法有:特异性引物 PCR 法、限制性片段长度多态性分析法、线性探针反向杂交法和基因测序等。

(六)诊断与鉴别诊断

1.诊断标准

追问病史,可有输血史或血制品、其他药物注射史;急性肝炎的临床表现;肝生化指标,特别是 ALT 和 AST 升高,伴或不伴胆红素升高;急性期 HBsAg 阳性,可伴有短暂 HBeAg、HBV-DNA 阳性;抗 HBc-IgM 高滴度阳性,抗 HBc-IgG 低滴度阳性;恢复期 HBsAg 和抗 HBc-IgM 低滴度下降,最后转为阴性,若患者发病前 6 个月以内证实乙型肝炎血清标志物阴性,则更支持急性乙型肝炎的诊断。

2.鉴别诊断

需与其他病因的病毒性肝炎、药物或中毒性肝炎区别,主要依据流行病史、服药史和血清学标志物鉴别。

(七)治疗

急性乙型肝炎多能自愈,无须特殊药物治疗。患者只需适当休息、平衡饮食,只有在必要时,根据临床症状对症支持治疗。

(八)预防

1.管理传染源

除抗 HBs 阳性且 HBV-DNA 阴性者,其余血清 HBV 标志物阳性者不能献血,避免从事餐饮及幼托工作。

2.切断传播途径

防治血液及体液传播,保护易感人群。

3.接种乙型肝炎疫苗

接种乙型肝炎疫苗是预防 HBV 感染的最有效方法。乙型肝炎疫苗的接种对象主要是新生儿,其次为婴幼儿,15 岁以下未免疫人群和高危人群(如医护人员、经常接触血液的人员、托幼机构工作人员等),其中新生儿在出生 12 小时内注射乙型肝炎免疫球蛋白(HBIG)和乙型肝炎疫苗后,可接受 HBsAg 阳性母亲的哺乳。乙型肝炎疫苗免疫在接种前不筛查 HBV 感染标志物是安全的。乙型肝炎疫苗全程需接种 3 针,按照 0、1、6 个月程序,即接种第 1 针疫苗间隔 1 个月及 6 个月注射第 2 和第 3 针疫苗。新生儿接种乙型肝炎疫苗要求在出生后 24 小时内接种,越早越好。接种部位新生儿为臀前部外侧肌肉内,儿童和成人在上臂三角肌中部肌内注射。

接种乙型肝炎疫苗后有抗体应答者的保护效果一般至少可持续 12 年,因此一般人群不需要进行抗-HBs 监测或一般人群不需行抗-HBs 监测或加强免疫。但对高危人群可进行抗-HBs 监测,如抗-HBs<10 mU/mL,可予加强免疫。

对乙型肝炎疫苗无应答者,应增加疫苗的接种剂量(如 60 μg)和针次,对 3 针免疫程序无应答者可再接种 3 针或 1 针 60 μg 重组酵母乙型肝炎疫苗,并于第 2 次接种 3 针或 1 针 60 μg 乙型肝炎疫苗后 1~2 个月检测血清中抗-HBs,如仍无应答,可再接种 1 针 60 μg 重组酵母乙型肝炎疫苗。

意外暴露的人群中,若已接种过乙型肝炎疫苗,且已知抗-HBs≥10 U/L 者,可不进行特殊处理。如未接种过乙型肝炎疫苗,或虽接种过乙型肝炎疫苗,但抗-HBs<10 U/L 或抗-HBs 水平不详,应立即注射 HBIG 200~400 U,并同时在不同部位接种 1 针乙型肝炎疫苗(20 μg),于 1 个月和 6 个月后分别接种第 2 和第 3 针乙型肝炎疫苗(各 20 μg)。

三、丙型肝炎

(一)病原学

丙型肝炎病毒(HCV)是包膜呈球形的 RNA 病毒,免疫电镜下其直径为 55~65 nm。HCV 属黄病毒家族成员,均含有单股正链 RNA 基因组。其复制方式与黄病毒家族病毒相似,以正链 RNA 基因组作为病毒复制的模板,复制成负链 RNA,再转录成多个正链 RNA。对世界各地 HCV 分离株的部分或全序列分析,发现各分离株的基因组序列存在差异,有明显异质性。

(二)流行病学

1.传染源

丙型肝炎的主要传染源是潜伏期患者,急性丙型肝炎、亚临床型和慢性丙型肝炎患者和无症状携带者。

2.传播途径

(1)血液传播:HCV 感染经血或血制品传播。

（2）医源性传播：医疗器械、针头、针灸用品均可感染丙型肝炎。拔牙和文眉者也可感染丙型肝炎，这些均与接触传染性血液有关。

（3）性接触传播：研究报道，无输血史的丙型肝炎患者中，有性接触或家庭内肝炎接触史者颇为多见，丙型肝炎发病与接触新的性伙伴明显相关。有资料表明，在精液及阴道分泌液中均有 HCV 存在，这说明存在 HCV 性传播的可能。

（4）母婴传播：近年来对 HCV 存在母婴传播已有较明确的认识。HCV-RNA 阳性母亲将 HCV 传播给新生儿的危险性为 $5\%\sim10\%$。合并 HIV 感染时，传播的危险性增至 20%。HCV 载量高低与母婴传播的危险性大小直接相关。

（5）日常生活接触传播：一般日常生活或工作接触不会传播 HCV。接吻、拥抱、喷嚏、咳嗽、食物、饮水、共用餐具和水杯等，由于无皮肤破损及血液暴露，一般不会传播 HCV。

3.高危人群

主要是受血者、血透患者、静脉药瘾者、HIV 感染者和 HCV 阳性孕妇所生的婴儿，密切接触传染性血液的医护人员、检验人员和丙型肝炎患者家属的发病率相对较高。

（三）病理和发病机制

1.病理变化

急性丙型肝炎镜下可见灶性坏死、气球样变和嗜酸性小体。严重者可见桥接样坏死和肝细胞再生，门管区炎性细胞增加、淋巴细胞聚集和胆管损伤等，但程度明显低于慢性丙型肝炎。

2.发病机制

HCV 致肝细胞损伤的机制主要有：HCV 直接杀伤作用；宿主免疫因素；自身免疫；细胞凋亡。HCV 感染者半数以上可转为慢性。

（四）临床表现

1.潜伏期

病毒感染后的潜伏期为 $21\sim84$ 天，平均 50 天。

2.临床表现

急性 HCV 感染初期多数为无明显临床症状和体征，部分患者可出现 ALT 轻度升高或黄疸，极少数可发生急性重型肝炎。在急性感染中，$80\%\sim85\%$ 不能清除病毒，而进入慢性持续性感染，其中 $25\%\sim35\%$ 患者缓慢发展并进入终末期肝病,在 30~40 年后 1‰~2.5‰可发展为肝细胞癌(HCC)患者。无论在急性或慢性感染者中均有部分患者可自行恢复,特别是儿童和妇女。

急性丙型肝炎多数为无黄疸型肝炎。起病较缓慢,常无发热,仅轻度消化道症状,伴 ALT 异常;少数为黄疸型肝炎;发热者占 7%。黄疸呈轻度或中度;急性丙型肝炎中约有 15%为急性自限性肝炎,在急性期 ALT 升高;HCV-RNA 阳性和抗 HCV 阳性;经 1~3 个月黄疸消退,ALT 恢复正常;常在 ALT 恢复前 HCV-RNA 转阴,病毒持续阴性,抗 HCV 滴度也逐渐降低,仅少数病例临床症状明显。

(五)实验室检查

除常规肝生化指标,常用于 HCV 的特异诊断有抗 HCV 和 HCV-RNA 以及 HCV 基因型。目前常用的第二代、第三代重组免疫印迹试验与 HCV-RNA 的符合率较高。国内多采用 HCV 荧光 RT-PCR 试剂盒检测 HCV-RNA 定量,有助于评估 HCV 复制水平和评价抗病毒治疗疗效。基因分型用于预测临床治疗的效果及最佳治疗时限。

(六)诊断与鉴别诊断

依据病史、临床表现、常规实验室检查及特异性血清病原学确诊。主要与肝外梗阻性黄疸、溶血性黄疸等其他原因引起的黄疸以及药物性肝炎、急性结石性胆管炎等其他原因引起的肝炎鉴别。

对急、慢性 HCV 感染的鉴别依靠临床表现及抗-HCV 和 HCV-RNA 的变化。急性感染,HCV-RNA 先于抗-HCV 出现,通常在感染后的第 2 周出现,抗 HCV 通常在 8~12 周后出现。

(七)治疗

急性丙型肝炎中有 60%~85%者会转为慢性,比率远高于急性乙型肝炎,早期抗病毒治疗,可有效阻断其慢性发展。临床发病后 1 个月内,血清 ALT 持续升高、HCV-RNA 阳性的急性丙型肝炎患者应及早给予干扰素-α 联合利巴韦林抗病毒治疗。

(八)预防

严格筛选献血者,推行安全注射和安全有创操作是目前最有效的预防措施。目前还缺乏有效的预防性疫苗。暴露后预防也缺乏有效的措施。

四、丁型肝炎

(一)病原学

丁型肝炎病毒(HDV)属 RNA 病毒,颗粒呈球形,其外壳是嗜肝 DNA 病毒表面抗原,即人类 HBsAg。HDV 是缺陷性病毒,其复制需要 HBV、土拨鼠肝炎病毒等嗜肝 DNA 的辅佐,为 HDV 提供外膜蛋白。

(二)流行病学

1.传染源

主要是急、慢性丁型肝炎患者和 HDV 携带者。

2.传播途径

HDV 的传播方式与 HBV 相同,输血和血制品是传播 HDV 的最重要途径之一,也可经性、母婴传播。HDV 感染一般与 HBV 感染同时发生或继发于HBV 感染。我国 HDV 传播以生活密切接触为主。

3.易感人群

易感人群与 HBV 感染的易感人群相同。若感染人群已受到 HBV 感染,则有利于 HDV 复制,易感性更强。

(三)病理和发病机制

1.病理表现

HDV 感染的病理表现与 HBV 基本相似,HDV 以肝细胞嗜酸性变及微泡状脂肪变性,伴肝细胞水肿、炎性细胞浸润及门管区炎症反应为特征。重型肝炎时,可见大块肝细胞坏死,残留肝细胞微泡状脂肪变性、假胆管样肝细胞再生及门管区炎症加重。

2.发病机制

病情较重的 HDV 感染病理表现说明 HDV 具有直接致细胞病变作用;同时HDV 复制的免疫应答在肝脏损伤机制中可能起重要作用,因此可能存在免疫介导的肝脏损伤。

(四)临床表现

1.同时感染

HDV 和 HBV 同时感染可导致急性丁型肝炎,但也可在 HBV 感染基础上重叠 HDV 感染。潜伏期为 6~12 周;病程可先后发生 2 次肝功能损害,期间间隔 2~4 周,血清 TBIL、ALT、AST 升高。整个病程较短,随 HBV 感染的终止,

HDV 也随之终止,预后良好,极少向重型肝炎发展。

2.重叠感染

HDV 和 HBV 重叠感染的潜伏期为 3～4 周。无症状的慢性 HBV/HBsAg 携带者重叠 HDV 感染的临床表现与急性肝炎发作类似,有时病情较重,ALT、AST 常持续升高数月,或血清 TBIL 及氨基转移酶呈双峰曲线升高,易发展成慢性肝炎,甚至肝硬化。当血清中出现 HDAg 时,HBsAg 滴度可能下降;因绝大多数患者发展为慢性感染,血清中一般可持续检测到 HDAg 和 HDV-RNA;高滴度抗 HDV-IgM 和 IgG 可长期持续存在。同时近年研究发现,丁型肝炎与原发性肝癌可能存在相关性。

(五)实验室检查

(1)抗 HDV 常规检测丁型肝炎用免疫酶法或放射免疫法,敏感性和特异性较高。

(2)HDAg 放射免疫法检测血清 HDAg,有助于早期诊断。

(3)HDV-RNA-cDNA 探针斑点杂交法可检测血清 HDV-RNA,RT-PCR 检测 HDV-RNA 的敏感性较高。

(六)诊断

根据病史,HBV、HDV 血清标志物以及肝生化指标综合分析。必要时可行肝穿刺活检术,并检测肝组织内病毒抗原。

(七)治疗

HDV 与 HBV 感染所致的急性肝炎多为自限性,无须特殊治疗。

(八)预防

HDV 感染必须有 HBV 辅助,预防乙型肝炎的措施也可预防丁型肝炎,包括对献血员及血制品进行 HBsAg 筛查,减少 HBV 感染的机会;广泛接种 HBV 疫苗,既可预防 HBV 感染,又可预防 HBV/HDV 联合感染;对 HBV 患者和 HBsAg 携带者进行健康教育,以减少 HDV 重叠感染的机会。

五、戊型肝炎

(一)病原学

戊型肝炎病毒(HEV)是二十面对称体圆球形颗粒,直径 27～38 nm,无包膜,基因组为线状单正链 RNA。目前认为,HEV 存在 4 个基因型,1、2 型主要在亚洲发展中国家,毒力较强,多为水源性传播,易感人群主要是年轻人。

(二)流行病学

1.传染源

潜伏期末及急性期初的戊型肝炎患者传染性最强,其粪便中的病毒量较多。动物是否作为传染源尚待进一步研究,但流行病学研究显示,接触猪的人群,HEV 流行率较高。

2.传播途径

粪-口途径为主,多数戊肝流行与饮用被人粪便污染的水(水型流行)有关。1986—1988 年我国新疆流行的戊型肝炎是迄今为止世界上最大的一次水源性暴发流行,累及患者数高达 12 万人,持续流行将近 2 年。也可经食物传播,经日常生活接触传播也有报道,但较甲型肝炎少见。发达国家的病例多为输入性传播。HEV 经血和母婴传播较为罕见。

3.易感人群

普遍易感,青壮年发病率较高,儿童、老人发病率较低。感染后可获得一定免疫力,但不太持久,幼年感染后至成人后仍可再次感染。

(三)病理和发病机制

戊型肝炎肝组织学特点是门管区炎症,库普弗细胞增生,肝细胞气球样变性,形成双核,胞质及毛细胆管胆汁淤积,几乎 50% 以上的患者表现为明显淤胆。该病毒由肠道侵入肝脏后进行复制,细胞免疫介导的肝细胞损伤是主要原因,但其具体发病机制尚不清楚。

(四)临床特点

1.潜伏期

本病潜伏期 15～75 天,平均 40 天。

2.临床表现

戊型肝炎的临床表现与甲型肝炎极为相似,可表现为亚临床型、急性黄疸型、急性无黄疸型、淤胆型和重型。

(1)急性黄疸型:临床多见,达 85% 以上,远高于甲型肝炎;黄疸前期:绝大多数患者起病急,约半数患者有发热、畏寒、咳嗽等上呼吸道感染症状,1/3 患者伴有关节痛,继而出现恶心、呕吐、厌油、腹泻、腹胀等消化道不适症状,尿色逐渐加深,此期一般持续数天至 2 周,平均 10 天。黄疸期:尿色呈进行性加深,巩膜黄染、皮肤黄疸,胆汁淤积症状较明显,粪便呈灰白色、皮肤瘙痒较多见,80% 患者有不同程度的肝大,伴有压痛及叩击痛,约 10% 患者可见脾大。此期一般持续 10~30 天,老年患者可达 2 个月以上;恢复期:自觉症状逐渐改善,黄疸逐渐消退,此期一般持续 2~4 周。

(2)急性无黄疸型:临床表现除不出现黄疸外,其余与急性黄疸型相似,但临床症状轻微,部分患者无任何临床症状,呈亚临床型感染。

(3)淤胆型:淤胆型戊型肝炎较常见,发病率高于甲型肝炎,临床表现与甲型肝炎基本相似。

(4)重型:重型戊型肝炎约占 5%,较甲型肝炎多见,发病初期常类似急性黄疸型肝炎,但病情迅速发展,表现出急性重型肝炎和亚急性重型肝炎的临床过程,病情严重,预后较差。使戊型肝炎发生重型转变的危险因素主要为合并 HBV 感染、妊娠以及老年患者。

(五)实验室检查

1.抗 HEV-IgM 和抗 HEV-IgG

抗 HEV-IgM 在发病早期(3 个月内)由阳性转为阴性是近期感染 HEV 的标志,抗 HEV-IgG 在发病早期也可出现,也可作为感染急性戊型肝炎的标志。若急性期抗 HEV-IgG 滴度较高,随病程发展呈动态变化,则可诊断急性 HEV 感染。

2.HEV-RNA

在发病早期,通过 RT-PCR 采集血液或粪便标本检测到 HEV-RNA 可明确诊断。

(六)诊断与鉴别诊断

HEV 主要经粪-口途径传播,多有饮用生水史、生食史、接触戊型肝炎患者史或戊型肝炎流行地区旅游史。抗 HEV-IgM、抗 HEV-IgG 可作为感染急性戊型肝炎的标志,但抗 HEV-IgM 常有假阳性,值得临床医师重视。血液或粪便标本检测到 HEV-RNA 可明确诊断。

戊型肝炎临床表现与甲型肝炎极为相似,主要依据血清免疫学诊断结果予以鉴别。同时应与其他能引起血清 ALT、胆红素升高的疾病鉴别,如中毒性肝炎(药物或毒物)、传染性单核细胞增多症、钩端螺旋体病、胆石症等。临床上需详细询问流行病学史(如用药史、不良饮食习惯、疫区居住、旅游等),特异性病原学诊断、B 超检查等有助于鉴别诊断。

(七)治疗

本病治疗原则与甲型肝炎类似,无特殊治疗方案。急性期予对症支持。戊型肝炎孕妇虽不用终止妊娠,但易发生重型肝炎,应密切观察病情变化,及时发现,及时对症治疗,以免病情加重。

(八)预防

本病预防重在切断传播途径,注意环境、食品及个人卫生。目前尚无商业化的戊型肝炎疫苗。

第二节　酒精性肝病

酒精性肝病是由于长期大量饮酒所致的肝脏疾病。初期通常表现为脂肪肝,进而可发展成酒精性肝炎、酒精性肝纤维化、酒精性肝硬化。严重酗酒时可诱发广泛肝细胞坏死甚至肝功能衰竭。

一、流行病学

嗜酒者或饮酒过量的人群可出现酒精性健康问题,而酒精性肝病是酒精所致的最常见的疾病。本病在欧美等国多见,近年我国的发病率也有上升。本世纪初,南方及中西部省份酒精性肝病流行病学调查资料显示,酒精性肝病患病率为 4.3%～6.5%。临床酒精性肝病的病例占同期肝病的比例在不断上升,1991 年为 4.2%,1996 年为 21.3%,至 2013 年有研究显示比例已达到 28.8%。

二、病因和发病机制

(一)病因

饮酒后乙醇主要在小肠吸收,其中 90% 以上在肝内代谢,乙醇经过乙醇脱氢酶(ADH)、肝微粒体乙醇氧化酶系统(MEOS)和过氧化氢酶氧化成乙醛。血中乙醇在低至中浓度时主要通过 ADH 作用脱氢转化为乙醛;血中乙醇在高浓度时,MEOS 被诱导,在该系统催化下,辅酶Ⅱ与 O_2 将乙醇氧化为乙醛。形成的乙醛进入微粒体内经乙醛脱氢酶(ALDH)作用脱氢转化为乙酸,后者在外周组织中降解为水和 CO_2。在乙醇脱氢转为乙醛、再进而脱氢转化为乙酸过程中,氧化型辅酶Ⅰ(NAD)转变为还原型辅酶Ⅰ(NADH)。

(二)发病机制

乙醇对肝损害的机制尚未完全阐明,可能涉及下列多种机制。

（1）乙醇的中间代谢物乙醛是高度反应活性分子，能与蛋白质结合形成乙醛-蛋白加合物，后者不但对肝细胞有直接损伤作用，而且可以作为新抗原诱导细胞及体液免疫反应，导致肝细胞受免疫反应的攻击。

（2）乙醇代谢的耗氧过程导致小叶中央区缺氧。

（3）乙醇在 MEOS 途径中产生活性氧对肝组织的损害。

（4）乙醇代谢过程消耗 NAD 而使 NADH 增加，导致依赖 NAD 的生化反应减弱而依赖 NADH 的生化反应增高，这一肝内代谢的紊乱可能是导致高脂血症和脂肪肝的原因之一。

（5）肝脏微循环障碍和低氧血症，长期大量饮酒患者血液中酒精浓度过高，肝内血管收缩、血流减少、血流动力学紊乱、氧供减少，以及酒精代谢氧耗增加，进一步加重低氧血症，导致肝功能恶化。

（三）影响酒精性肝病发生和进展的危险因素

影响酒精性肝病发生和进展的危险因素有以下几方面。

1.饮酒量与饮酒年限

酒精造成的肝损伤是有阈值效应的，即达到一定的饮酒阈值，就会大大增加肝损伤风险。一般而言，平均每天摄入乙醇 80 g 达 10 年以上会发展为酒精性肝硬化，短期反复大量饮酒可发生酒精性肝炎。

2.酒精饮料种类

饮用啤酒或白酒比葡萄酒更容易引起酒精性肝病，饮用高度烈性酒比其他酒引起肝损伤的风险更大。

3.饮酒方式

空腹饮酒较伴有进餐的饮酒方式造成的肝损伤更大。

4.性别

同样乙醇摄入量女性比男性易患酒精性肝病，与女性体内 ADH 含量较低有关。

5.种族与遗传易感因素

种族与遗传易感因素被认为与酒精性肝病的发生密切相关，但具体的遗传标记尚未确定。日本人和中国人 ALDH 的同工酶有异于白种人，其活性较低，饮酒后血中乙醛浓度很快升高而产生各种酒后反应，对继续饮酒起到自限作用。

6.营养状况

维生素缺少如维生素 A 的缺少或者维生素 E 水平的下降，可能潜在加重肝脏疾病。多不饱和脂肪酸的饮食可促使酒精性肝病的进展，而饱和脂肪酸对酒精性肝病起到保护作用。

7.肥胖

肥胖或体重超重可增加酒精性肝病进展的风险。

8.肝炎病毒感染

肝炎病毒与酒精对肝脏损害起协同作用,在肝炎病毒感染基础上饮酒,或在酒精性肝病基础上并发乙型肝炎病毒(HBV)或丙型肝炎病毒(HCV)感染,都可加速肝病的发生和发展。

三、病理学

酒精性肝病病理学改变主要为大泡性或大泡性为主、伴小泡性的混合性肝细胞脂肪变性。根据病变肝组织是否伴有炎症反应和纤维化,可分为单纯性脂肪肝、酒精性肝炎、肝纤维化和肝硬化。

(一)单纯性脂肪肝

依据肝细胞脂肪变性占据所获取肝组织标本量的范围,分为 4 度($F_0 \sim F_4$):$F_0 < 5\%$ 肝细胞脂肪变;F_1 $5\% \sim 33\%$ 肝细胞脂肪变;F_2 $33\% \sim 66\%$ 肝细胞脂肪变;F_3 $66\% \sim 75\%$ 肝细胞脂肪变;F_4 75% 以上肝细胞脂肪变。

(二)酒精性肝炎和肝纤维化

酒精性肝炎的脂肪肝程度与单纯性脂肪肝一致,分为 4 度($F_0 \sim F_4$),依据炎症程度分为 4 级($G_0 \sim G_4$):G_0 无炎症;G_1 腺泡 3 带呈现少数气球样肝细胞,腺泡内散在个别点灶状坏死和中央静脉周围炎;G_2 腺泡 3 带明显气球样肝细胞,腺泡内点灶状坏死增多,出现 Mallory 小体,门管区轻至中度炎症;G_3 腺泡 3 带广泛的气球样肝细胞,腺泡内点灶状坏死明显,出现 Mallory 小体和凋亡小体,门管区中度炎症伴和/或门管区周围炎症;G_4 融合性坏死和/或桥接坏死。

依据纤维化的范围和形态,肝纤维化分为 4 期($S_0 \sim S_4$):S_0 无纤维化;S_1 腺泡 3 带局灶性或广泛的窦周/细胞周纤维化和中央静脉周围纤维化;S_2 纤维化扩展到门管区,中央静脉周围硬化性玻璃样坏死,局灶性或广泛的门管区星芒状纤维化;S_3 腺泡内广泛纤维化,局灶性或广泛的桥接纤维化;S_4 肝硬化。

酒精性肝病的病理学报告需包括肝脂肪变程度($F_0 \sim F_4$)、炎症程度($G_0 \sim G_4$)、肝纤维化分级($S_0 \sim S_4$)。

(三)肝硬化

肝小叶结构完全毁损,代之以假小叶形成和广泛纤维化,大体为小结节性肝

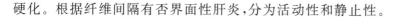

硬化。根据纤维间隔有否界面性肝炎,分为活动性和静止性。

四、临床表现

患者的临床表现因饮酒的方式、个体对乙醇的敏感性以及肝组织损伤的严重程度不同而有明显的差异。症状一般与饮酒的量和酗酒的时间长短有关,患者可在长时间内没有任何肝脏的症状和体征。

酒精性脂肪肝一般情况良好,常无症状或症状轻微,可有乏力、食欲缺乏、右上腹隐痛或不适。肝脏有不同程度的肿大。

酒精性肝炎临床表现差异较大,与组织学损害程度相关。常发生在近期(数周至数月)大量饮酒后,出现全身不适、食欲缺乏、恶心呕吐、乏力、肝区疼痛等症状。可有发热(一般为低热),常有黄疸,肝大并有触痛。严重者可并发急性肝功能衰竭。

酒精性肝硬化发生于长期大量饮酒者,其临床表现与其他原因引起的肝硬化相似,可以门脉高压为主要表现。可伴有慢性酒精中毒的其他表现如精神神经症状、慢性胰腺炎等。

五、辅助检查

(一)实验室检查

酒精性脂肪肝可有 AST、ALT 轻度升高。酒精性肝炎具有特征性的酶学改变,即 AST 升高比 ALT 升高明显,AST/ALT>2 有助于酒精性肝病的诊断,但是 AST 水平>500 U/L 或者 ALT>200 U/L 通常不认为是酒精性肝炎,应考虑是否合并有其他原因引起的肝损害。γ-谷氨酰转肽酶(GGT)是在大规模流行病学调查中应用较广泛的一个肝酶指标,但缺少较好的特异性和敏感性,但若结合其他生物标志物,GGT 可以作为酒精性肝损伤一个较好的诊断指标,GGT 和平均红细胞容积(MCV)的结合可以改善诊断的敏感性。缺糖转铁蛋白(CDT)被认为是诊断酒精性肝病比较理想的指标,但敏感性和特异性有限,其测试也受其他因素影响(如年龄、性别、BMI 和别的慢性肝病)。

(二)影像学检查

B 型超声检查可见肝实质脂肪浸润的改变,多伴有肝脏体积增大。CT 检查可准确显示肝脏形态改变及分辨密度变化。重度脂肪肝密度明显降低,肝脏与脾脏的 CT 值之比<1,诊断准确率高。影像学检查有助于酒精性肝病的早期诊断。发展至酒精性肝硬化时各项检查发现与其他原因引起的肝硬化相似。

(三)病理学检查

肝活组织检查是肝脏疾病诊断的"金标准",是确定酒精性肝病及分期分级的可靠方法,是判断其严重程度和预后的重要依据。基于患者的一些无创伤检查,如果对酒精性肝病患者治疗方案评估上不需要更进一步了解,通常没有必要作病理诊断;如果是一个研究性治疗或治疗相关的风险考虑,风险-利益上考量活组织检查可能可以提供一些依据。

六、诊断

(一)诊断需满足的条件

(1)有长期饮酒史,一般超过 5 年,折合乙醇量男性≥40 g/d,女性≥20 g/d,或 2 周内有大量饮酒史,折合乙醇量＞80 g/d。但应注意性别、遗传易感性等因素的影响。乙醇量(g)换算公式＝饮酒量(mL)×乙醇含量(%)×0.8。

(2)临床症状为非特异性,可无症状,或有右上腹胀痛、食欲缺乏、乏力、体重减轻、黄疸等;随着病情加重,可有神经精神症状和蜘蛛痣、肝掌等表现。

(3)AST、ALT、GGT、TBIL、凝血酶原时间(PT)、MCV 和 CDT 等指标升高,其中 AST/ALT＞2、GGT 升高、MCV 升高为酒精性肝病的特点,而 CDT 测定虽然特异但临床未常规开展。禁酒后这些指标可明显下降,通常 4 周内基本恢复正常(但 GGT 恢复较慢),有助于诊断。

(4)肝脏 B 超或 CT 检查有典型表现。

(5)排除嗜肝病毒现症感染以及药物、中毒性肝损伤和自身免疫性肝病等。

符合第 1、2、3 项和第 5 项或第 1、2、4 项和第 5 项可诊断酒精性肝病;仅符合第 1、2 项和第 5 项可疑诊酒精性肝病。符合第 1 项,同时有病毒性肝炎现症感染证据者,可诊断为酒精性肝病伴病毒性肝炎。

(二)临床分型诊断

1.轻症酒精性肝病

肝脏生物化学指标、影像学和组织病理学检查基本正常或轻微异常。

2.酒精性脂肪肝

影像学诊断符合脂肪肝标准,血清 ALT、AST 或 GGT 可轻微异常。

3.酒精性肝炎

酒精性肝炎是短期内肝细胞大量坏死引起的一组临床病理综合征,可发生于有或无肝硬化的基础上,主要表现为血清 ALT、AST 升高和 TBIL 明显增高,可伴有发热、外周血中性粒细胞升高。重症酒精性肝炎是指酒精性肝炎患者出现肝功能衰竭的表现，如凝血机制障碍、黄疸、肝性脑病、急性肾衰竭、上消化道出血等，常伴有内毒素血症。

4.酒精性肝硬化

酒精性肝硬化有肝硬化的临床表现和血清生物化学指标的改变。

(三)酒精性肝病评估系统

治疗方案的制定取决于患者病情的正确评估。酒精性肝病严重程度及存活率主要有以下 3 种方法：Child-Pugh 积分系统、Maddery 判别函数（MDF）、MELD 分级。Maddery 判别函数被用于分析患者病情的严重程度，Maddery 判别函数：$MDF = 4.6 \times PT(s)$ 差值 ＋ $TBIL(mg/dl)$。患者的得分大于或等于 32 时，死亡风险程度最高，一个月的病死率高达 $30\% \sim 50\%$。$MELD > 11$ 也被用于预测患者预后差的指标。

七、治疗

酒精性肝病的治疗原则是：戒酒和营养支持，减轻酒精性肝病的严重程度；改善已存在的继发性营养不良和对症治疗酒精性肝硬化及其并发症。

(一)戒酒

戒酒是治疗酒精性肝病的最主要措施。戒酒过程中应注意防治戒断综合征。如仅为酒精性脂肪肝，戒酒 $4 \sim 6$ 周后脂肪肝可停止进展，最终可恢复正常。彻底戒酒可使轻、中度的酒精性肝炎临床症状、血清转氨酶升高乃至病理学改变逐渐减轻，而且酒精性肝炎、纤维化及肝硬化患者的存活率明显提高。但对临床上出现肝功能衰竭表现（凝血酶原时间明显延长、腹水、肝性脑病等）或病理学有明显炎症浸润或纤维化者，戒酒未必可阻断病程发展。

(二)营养支持

长期嗜酒者，酒精取代了食物所提供的热量，故蛋白质和维生素摄入不足引起营养不良。所以酒精性肝病患者需要良好的营养支持，在戒酒的基础上应给予高热量、高蛋白、低脂饮食，并补充多种维生素（如 B 族维生素、维生素 C、维生素 K 及叶酸）。

(三)药物治疗

糖皮质激素治疗酒精性肝病的作用机理是抑制细胞因子，阻断炎症发生的途径。不良反应主要有中、高剂量的激素造成伤口难以愈合，并增加对感染的易感性。这些不良反应及治疗效果的不确定性,导致许多临床医师不愿意使用激素。MDF≥32,且没有消化道出血和感染症状,可考虑应用糖皮质激素,出现肝性脑病者更支持使用激素。

美他多辛可加速酒精从血清中清除,有助于改善酒精中毒症状和行为异常。美他多辛对氧自由基导致的损伤具有保护作用,能增加还原型谷胱甘肽的水平,减少脂质过氧化导致的肝脏损伤,对维持肝脏及全身的氧化还原反应的动态平衡具有重要作用。

S-腺苷蛋氨酸治疗可改善酒精性肝病患者的临床症状和生物化学指标。多烯磷脂酰胆碱对酒精性肝病患者有防止组织学恶化的趋势。甘草酸制剂、水飞蓟宾类和多烯磷脂酰胆碱和还原型谷胱甘肽等药物有不同程度的抗氧化、抗感染、保护肝细胞膜及细胞器等作用,临床应用可改善肝脏生化学指标。双环醇治疗也可改善酒精性肝损伤。但不宜同时应用多种抗炎保肝药物,以免加重肝脏负担及因药物间相互作用而引起不良反应。

(四)抗肝纤维化

酒精性肝病患者肝脏常伴有肝纤维化的病理改变,故应重视抗肝纤维化治疗。目前有多种抗肝纤维化中成药或方剂,目前尚缺乏高质量的临床证据。今后应根据循证医学原理,按照新药临床研究规范进行大样本、随机、双盲临床试验,并重视肝组织学检查结果,以客观评估其疗效和安全性。

(五)并发症处理

积极处理酒精性肝硬化的并发症,如门静脉高压、食管胃底静脉曲张、自发性细菌性腹膜炎,肝性脑病和肝细胞肝癌等。

(六)肝移植

严重酒精性肝硬化患者可考虑肝移植,但要求患者肝移植前戒酒 3~6 个月,并且无严重的其他脏器的酒精性损害。

八、预后

酒精性脂肪肝一般预后良好,戒酒后可完全恢复。酒精性肝炎如能及时戒酒和治疗,大多可恢复,主要死亡原因为肝功能衰竭。若不戒酒,酒精性脂肪肝可直接或经酒精性肝炎阶段发展为酒精性肝硬化。

第三节　药物性肝病

药物性肝病是指某些药物所导致的肝脏损害。药物性肝病是一个十分复杂的疾病,药物本身或其代谢产物,或用药后发生变态反应都可以导致药物性肝病。药物性肝病肝脏损害的临床和病理类型很多,所致的肝脏损害的严重程度有很大差异,可以具有所有肝脏疾病的表现。临床上药物性肝病既可以是急性过程,也可以是慢性过程。轻者仅表现为血清酶学检查异常,重者可诱发急性暴发性肝衰竭或慢性进行性肝病。

一、流行病学

据文献报道,因黄疸而住院的患者中,大约 5% 可能由药物所致,大约 10% 的肝病与药物有关,急性重型肝炎中 20%～50% 与药物有关。统计数据表明,在所有药物不良反应中,药物性肝病占 5%～10%。

二、病因

目前已知有 800 多种不同的药物可以导致药物性肝病,随着新药的不断问世,药物性肝病发病率也会不断增加。在我国,抗结核药导致的药物性肝损害占首位,其他较常见的药物有抗生素、非类固醇类抗炎药、抗肿瘤药等,值得注意的是近年中草药所致肝损害的比例上升,占药物性肝病的 20%～25%。表 5-1 列出了可导致药物性肝病的一些常见药物。

表 5-1　肝损害常见药物举例

抗生素类药物	四环素、红霉素、磺胺、氯霉素、青霉素等
抗结核药物	异烟肼、利福平、吡嗪酰胺、乙胺丁醇等
抗真菌药物	两性霉素 B、灰黄霉素、酮康唑等
肿瘤化学治疗药物	环磷酰胺、白消安、洛莫司汀、阿柔比星等
口服避孕药	甾体类避孕药
非类固醇类抗炎药	对乙酰氨基酚、阿司匹林、吲哚美辛等
免疫抑制剂	硫唑嘌呤、甲氨蝶呤、环孢素等
神经精神类药物	氯丙嗪、卡马西平、苯妥英钠等
麻醉药	氟烷、安氟烷、异氟烷等
循环系统药物	甲基多巴、奎尼丁、硝苯地平、胺碘酮等

抗生素类药物	四环素、红霉素、磺胺、氯霉素、青霉素等
降脂药	烟酸、他汀类及贝特类
口服降糖药	甲苯磺丁脲、氯磺丙脲等
中草药	苍耳子、雷公藤、千里光、火把花根、土三七、雄黄等

三、发病机制

各种药物导致药物性肝病的发病机制不尽相同,但本质都是药物的毒性和人体功能状况、个体易感性等因素相互作用的结果。

药物在肝脏内的代谢过程一般可分为两个阶段:药物在氧化还原酶(或水解酶)作用下生成中间代谢产物,称为第一相反应;上述中间代谢产物在转移酶作用下产生水溶性高的结合产物,称为第二相反应。第一相反应可产生更具化学活性的代谢产物,大多含极性基团,如羟基、羧基、氨基或巯基等,可对肝细胞产生损害。第二相反应可使第一相反应的代谢产物与葡萄糖醛酸酯、硫酸酯、谷胱甘肽及甲基、乙基等基团结合,使这些第一相反应的代谢产物灭活,增加其水溶性而排泄。位于光面内质网的细胞色素 P450 酶系是肝脏药物代谢第一相反应中最重要的酶系,细胞色素 P450 基因产物的个体变异、细胞色素 P450 酶的活力的个体差异直接影响药物对肝脏的损害。

(一)毒性代谢产物的直接作用

某些药物在肝脏内经过细胞色素 P450 酶的作用,代谢转化为有毒代谢产物,产生有活性的自由基、亲电子基和氧自由基,它们均可与细胞的大分子物质,如蛋白质、核酸、脂质共价结合或导致脂质过氧化,引起肝细胞损害或坏死。其损害程度与药物剂量相关。

自由基引起细胞膜和细胞器膜的不饱和脂肪酸过氧化,改变了膜的流动性和通透性,导致钙离子内流入细胞质,细胞内钙离子浓度升高,破坏了细胞的结构,并使氨基酸功能基团受损,造成肝细胞坏死。亲电子基可与肝细胞蛋白质的巯基结合,导致细胞膜的钙离子转运障碍。细胞核内的 DNA 也是亲电子基的靶分子,如与其共价连接,可引起 DNA 突变,可诱发肝癌。亲电子基与大分子物质共价连接所形成的分子复合物,形成新抗原,可诱发自身免疫性肝损害。氧自由基可造成细胞膜脂质过氧化,造成肝细胞的损害。

肝细胞具有防御药物导致肝细胞损伤的功能。其中最重要的是谷胱甘肽,谷胱甘肽可提供活性巯基,与亲电子基共价结合,从而达到内源性解毒作用;谷

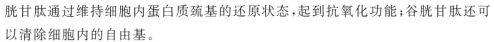

胱甘肽通过维持细胞内蛋白质巯基的还原状态,起到抗氧化功能;谷胱甘肽还可以清除细胞内的自由基。

(二)干扰肝细胞正常代谢

某些药物或其代谢产物可以干扰肝细胞正常的代谢过程,继而导致肝细胞的损伤。如乙硫氨酸可以与甲硫氨酸竞争 ATP,影响了甲硫氨酸的利用。有些药物可以干扰毛细胆管膜上转运器的功能,影响胆汁内胆盐、胆红素、磺溴酞钠的排泄。雌二醇可影响肝窦细胞膜 Na^+/K^+-ATP 酶的活性,使胆汁排泄减少,雌激素的这一作用可以被 S-腺苷蛋氨酸逆转。

(三)变态反应

药物可以半抗原形式与体内某些蛋白质、多肽及多糖等发生不可逆性结合,形成共价结合的全抗原,经巨噬细胞加工后,被致敏的 T 淋巴细胞识别,产生 T 杀伤细胞和抗体依赖性细胞介导的细胞毒作用。也可以是带亲电子基或自由基的药物代谢产物与肝细胞的蛋白质结合,形成抗原,诱发免疫反应。造成免疫性肝损害的药物包括苯妥英钠、磺胺类药物、氟烷等,常伴有关节炎、皮疹、肾炎等变态反应所导致的病变。某些药物所导致的慢性药物性肝病患者外周血内可检测到多种自身抗体。

四、影响药物肝毒性的因素

许多因素可以影响药物在肝细胞内的代谢过程,从而影响药物对肝细胞的毒性,现在发现这些因素主要为营养状况、年龄、性别、遗传、内分泌功能以及某些原有疾病等。

(一)营养状况和饮食习惯

营养缺乏可导致细胞色素 P450 酶的活力和量降低,同样也可以导致肝细胞内具有保护作用的物质缺乏,如谷胱甘肽、维生素 C、维生素 B_2。肥胖者对氟烷、对乙酰氨基酚、甲氨蝶呤的易感性增加。

长期饮酒可使体内谷胱甘肽消耗过多、合成不足,还可引起肝细胞内细胞色素 P450 酶的功能降低,不能有效地清除体内的反应性代谢产物,因而对药物肝毒性的易感性增加。酒精还能增加甲氨蝶呤、异烟肼、对乙酰氨基酚等药物的肝毒性。

(二)年龄

婴儿出生时第二相反应几乎缺失,故对药物毒性更敏感;老年人肝细胞内微粒体酶活性降低,肝肾功能减退,对某些药物的代谢能力下降,也容易发生药物性肝病。

(三)性别

男性的细胞色素 P450 酶的量较女性多,临床上某些药物所致的药物性肝病女性较男性多见。妊娠可加重肝脏的负担,在妊娠期使用某些药物可诱发肝脏脂肪变性。另外,特异性变态反应所导致的药物性肝损害也多见于女性。

(四)原有疾病

多种疾病可以影响药物在体内的代谢。胆道梗阻可抑制细胞色素 P450 酶系统;肝脏疾病使肝脏对药物的代谢能力降低,药物蓄积于肝脏造成肝细胞损害。肾功能损害能增加对四环素、别嘌呤醇的易感性,风湿热及类风湿关节炎增加对阿司匹林的易感性,甲状腺功能亢进增加对四氯化碳的易感性。

(五)遗传因素

遗传性特异体质或遗传因子的变异均可使某些人对一些药物的敏感性增加,例如某些药物在肝细胞内代谢的第一相反应和第二相反应在不同的种族之间有明显的差异。

(六)药物的剂量、疗程、用药方式和联合用药

一般来说,药物剂量越大,疗程越长,肝损伤越严重。如常规剂量的对乙酰氨基酚较少引起肝损害,如超剂量使用,肝损害的发生率明显增加;异烟肼多在用药 3 个月以后出现肝脏损害。

某些药物在联合应用时,其肝毒性增大,例如抗结核药利福平、异烟肼联合用药较单一用药的肝毒性更大。用药方式也对药物性肝损害有影响,一般每天小剂量给药的危险性大于每周 1 次大剂量给药;四环素静脉途径给药易出现肝毒性,而口服很少出现。

五、临床及病理表现

药物性肝病的临床及组织学表现差异很大,最常见的两种损害类型是肝细胞性损害和胆汁淤积性损害,有些药物可以产生多种类型的损害。有些病例没有症状,但有 ALT、AST 升高。药物性肝损害多有潜伏期,用药后 2 周内发病者占 50%~70%,8 周内发病者达 80%~90%。

(一)急性肝细胞损伤

急性肝细胞损伤的典型损害是肝细胞变性、坏死。坏死的严重程度不一,可

以是点状坏死、灶性坏死、桥状坏死、大片状坏死或弥漫性坏死。可见嗜酸性小体,汇管区和肝小叶内有多种炎症细胞浸润,Kupffer细胞增多,有时可见纤维化,大片状坏死可伴有肝脏网状结构的塌陷。病变主要发生于肝小叶第3区,少数可见于第1区和第2区,因为第3区药物代谢酶的浓度最高,且窦状隙内氧浓度最低。

临床表现主要有乏力、纳差、恶心、呕吐、皮肤巩膜黄染等急性肝炎样症状,重者可发生急性暴发性肝衰竭。肝脏可肿大。肝功能检查主要是ALT、AST明显升高,碱性磷酸酶可正常或轻度升高,胆红素也有不同程度升高,若伴有胆红素明显升高,表示病情较严重。

造成急性肝细胞损伤的药物主要有麻醉药(氟烷、恩氟烷等)、非类固醇类抗炎药(对乙酰氨基酚、双氯芬酸、舒林酸等)、抗惊厥药(苯妥英钠、卡马西平、丙戊酸等)、抗微生物药(异烟肼、利福平、酮康唑、磺胺嘧啶、吡嗪酰胺等)。

(二)胆汁淤积

药物所致的胆汁淤积性肝损伤的临床表现与实验室检查和肝内胆汁淤积相似。皮肤瘙痒、小便黄、皮肤巩膜黄染、纳差等症状比较明显,血清碱性磷酸酶、γ-谷氨酰转肽酶升高是突出的生化改变,ALT、AST可轻度升高。药物所致的胆汁淤积性肝损伤可以分为以下3种类型。

1.非炎症性胆汁淤积

非炎症性胆汁淤积又称单纯淤胆型,表现为肝细胞分泌胆汁异常。病理变化主要是肝小叶中心区淤胆,没有或很少有肝细胞变性、坏死,毛细胆管内有胆栓,肝细胞和Kupffer细胞内有胆色素沉着,电镜下可见毛细胆管扩张,微绒毛缩短或消失,毛细胆管周围溶酶体增多。此型多由雌激素、雄激素、合成类固醇类药物所致,其中甲睾酮最为常见,常在服药数月后出现黄疸。

2.炎症性胆汁淤积

其特征以胆汁淤积为主,伴明显的肝细胞变性、坏死,汇管区有多种炎症细胞浸润,肝细胞可见气球样变性、轻度脂肪变性、灶性坏死。此型损害除药物的毒性作用外,常有变态反应、免疫性肝损害参与。多由氯丙嗪、依托红霉素、阿莫西林-克拉维酸、丙硫氧嘧啶、吡罗昔康、磺脲类、吩噻嗪类、三环类抗抑郁药等药物所致,预后一般较好。

3.胆管性胆汁淤积

此型较少见,临床表现与原发性胆汁性肝硬化相似。损伤的特征是小叶间淤胆,并有进行性小胆管破坏、消失。常由氟氯西林、噻苯达唑等药物所致。

另外,氟尿苷经肝动脉灌注化学治疗后可出现一种特殊类型的药物性肝损害,氟尿苷可诱发血管炎,导致胆管缺血性损伤,造成弥漫性胆管狭窄,表现类似于原发性硬化性胆管炎。

(三)脂肪变性(脂肪肝)

药物的肝细胞毒性可导致肝内蛋白质合成受到抑制,极低密度脂蛋白减少,三酰甘油在肝细胞内堆积,形成脂肪肝。临床上患者常有乏力、右上腹隐痛等症状,可有肝大,血清 ALT 可升高。其病理变化主要有大泡型和小泡型两种类型。

1.大泡型脂肪变性

大泡型脂肪变性多为慢性,病理改变主要是肝细胞内脂肪滴融合成大泡,占据肝细胞体积的大部分。还可见到肝细胞 Mallory 小体形成、气球样变、小叶炎症、窦周炎症和窦周纤维化等改变。此型损害典型的是由皮质类固醇、酒精、甲氨蝶呤、硫唑嘌呤、丝裂霉素等药物引起。

2.小泡型脂肪变性

此型比较少见,多为急性,与妊娠期急性脂肪肝和 Reye 综合征相似。通常伴有明显的肝细胞功能异常,并可导致暴发性肝衰竭。病理改变主要是脂肪小滴在整个肝细胞内沉积,镜下肝细胞呈泡沫样改变。大剂量静脉滴注四环素,口服丙戊酸、布洛芬、吡罗昔康等药物可导致此型肝细胞损伤。

(四)慢性肝细胞损害

一些药物导致的药物性肝损害临床过程呈慢性发展,其临床表现、血清学改变和组织学变化类似于慢性肝炎,甚至可引起肝纤维化和肝硬化。

1.慢性肝炎

药物引起的慢性肝损害通常发病缓慢,可无明显症状或症状轻微。患者常有乏力、纳差、厌食、上腹不适等症状,部分患者有肝外表现,如关节痛、多毛、闭经、皮肤黏膜病变、痤疮等。血清 ALT、胆红素、γ-球蛋白升高,凝血酶原时间延长,还可出现抗核抗体、抗平滑肌抗体阳性。如并发亚急性重型肝炎,可出现腹水、门脉高压、肝性脑病和肝肾综合征。肝活检肝细胞局灶性变性、坏死,伴有汇管区和小叶内炎症细胞浸润。

2.肝硬化

药物可以引起结节性肝硬化、胆汁性肝硬化和淤血性肝硬化。

(五)变态反应

药物诱发免疫反应导致的肝损害病理改变主要是肝细胞灶性坏死、区带性

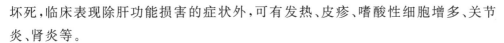

坏死,临床表现除肝功能损害的症状外,可有发热、皮疹、嗜酸性细胞增多、关节炎、肾炎等。

(六)特殊类型的药物性肝损害

1.肝肉芽肿

据统计,大约 1/3 肉芽肿性肝炎是由药物导致的,常见的诱发药物包括奎尼丁、别嘌呤醇、苯妥英钠、卡马西平、磺胺类等。患者有发热、厌食、纳差、皮肤巩膜黄染、右上腹痛等症状,常伴有全身过敏和血管炎症状。肝活检可见炎症细胞浸润和肉芽肿形成,肉芽肿多为局灶性,全身其他组织也可有肉芽肿形成。

2.肝磷脂病

服用胺碘酮、马来酸哌克昔林等药物可引起肝磷脂病,是由于药物导致溶酶体磷脂失活,磷脂分解受抑制,从而引起肝细胞内磷脂沉积。磷脂亦可在其他组织沉积。组织学特点与酒精性肝病相似,可见 Mallory 小体、小胆管增生、肝细胞脂肪变性、炎症细胞浸润。患者有 ALT 升高、肝大、皮肤病变、神经病变等表现。

3.肝脏紫斑病

长期口服雌激素、雄激素、6-巯基嘌呤、避孕药等药物可导致该病。发病机制不清,可能是药物损伤肝窦内皮细胞,网状支架塌陷,阻塞了肝血窦血流,导致肝窦扩张。病理学上,在肝脏表面及切面上可见大小不等的、充满血液的囊性空腔,显微镜下可见肝窦囊样扩张,Disse 间隙扩张,腔内充满红细胞和胶原纤维。还可见肝细胞灶性坏死、胆汁淤积、小胆管增生。该病的发生可无临床症状,或仅有肝脏增大,但病情严重者可发生腹腔出血、肝肾衰竭,病死率较高。本病禁做肝穿刺活检,超声、CT 检查有助于诊断。

4.肝静脉血栓形成

长期口服避孕药可影响凝血机制,引起肝静脉血栓形成和栓塞、肝静脉狭窄、肝脏淤血,临床上表现为 Budd-Chiari 综合征,出现腹胀、顽固性腹水、肝脏增大。病理学上可见肝小叶中央静脉扩张、肝窦充血、肝小叶中央区坏死,以后肝纤维化、肝硬化。

5.肝小静脉闭塞症

乌拉坦、硫唑嘌呤、千里光生物碱等药物可导致本病。病变主要累及中央静脉,肝小叶中央区肝窦充血,肝细胞坏死,之后肝纤维化、肝硬化。

6.肝脏肿瘤

长期口服避孕药、雄激素可引起肝脏良性腺瘤,其发生和服药时间及剂量有关。腺瘤恶变,可发生肝细胞癌或胆管细胞癌,但血清甲胎蛋白测定(AFP)水平通常不高。

7.特发性门脉高压症

长期接触石灰、硫酸铜杀虫剂均可引起本病。病理特点是肝内门静脉末梢闭塞,门静脉血栓形成,汇管区纤维化。临床表现为门脉高压症。

六、诊断

提高对本病的警惕性,本病的诊断并不困难。但因为药物性肝病的临床表现和实验室检查没有特异性,并且有时被患者原有疾病所掩盖,所以易被误诊。

急性药物性肝病常常有明确的服药史、较典型的临床症状和血清学改变,结合停用可疑药物后的效应,往往可以作出诊断。在诊断时应该注意用药剂量、用药途径、用药时间、合并用药、用药和肝脏损害的时间关系等因素。

慢性药物性肝病症状隐匿,由于患者常常患有其他疾病,并且大多接受多种药物治疗,要确定用药和肝脏损害之间的关系很困难。需要详细了解患者的全部用药史(包括发病前3个月内使用过的药物)、饮酒史、有无肝病、有无药物过敏史、有无过敏性疾病、原患疾病是否可累及肝脏等情况,根据药物接触史、临床表现、实验室检查作出诊断。

诊断药物性肝病可参考以下条件。

(1)肝脏损害出现在用药后1～4周,也可于用药后数月才出现。

(2)有发热、皮疹、瘙痒、关节痛、淋巴结肿大等肝外症状,如有系统性脉管炎,更有助于诊断。

(3)停药后血清 ALT 在1周后开始逐步下降,其他肝功能指标也有好转。

(4)可排除酒精、病毒性肝炎或其他疾病所致肝脏损害。

(5)血常规检查嗜酸性细胞>6%,单核细胞增多。

(6)淋巴细胞转化试验和/或巨噬细胞(或白细胞)移动抑制试验阳性。

(7)提示药物性肝病的组织学改变。

(8)偶尔再次用药可再次发生肝损害。

凡符合上述第1条,加(2)～(8)条中任意两条,可考虑诊断药物性肝病。

七、治疗

(一)停用相关药物

立即停用与肝损害相关的药物是治疗的关键。很多患者在停用相关药物后,肝功能可恢复正常,对与可疑药物相似的药物亦属禁忌。如患者的药物不能停用,则应全面权衡相关的利弊,改变用药剂量、用药方法,并定期检测肝功能。

(二)支持治疗

患者应卧床休息,有利于减轻肝脏负担,有助于肝细胞修复和再生。应补充足够的蛋白质、热量、B族维生素、维生素C和维生素E,以利于肝细胞修复和再生。但摄入的热量不宜过多,以免形成脂肪肝。同时要注意维持水、电解质和酸碱平衡。

(三)清除体内药物

胃肠道内残留的药物可以通过洗胃、导泻等方法清除。对于血液内的残留药物,可根据药物在体内分布的情况,可采用血液透析、利尿等方法清除。

(四)药物治疗

补充谷胱甘肽可以保护肝细胞膜,并与药物代谢产物结合,消除脂质过氧化,减轻药物的肝毒性。可每天 1.2 g 静脉滴注。多烯磷脂酰胆碱是体内不能合成的必需磷脂,可以结合到肝细胞膜的结构中,有益于肝细胞的再生,改善肝脏损害的组织学变化,并改善肝功能。常用剂量为每天 0.5～1.0 g 静脉滴注,病情较轻者可以减量或口服。也可选用水飞蓟宾、腺苷蛋氨酸等,有出血倾向者可用维生素 K_1。

有明显胆汁淤积者,可用熊去氧胆酸。有报道患者使用熊去氧胆酸治疗后,血清 ALT、胆红素、碱性磷酸酶等指标下降,肝脏组织学改变有所改善。其机制可能与改善肝细胞功能、扩张毛细胆管、增加胆汁酸排泄有关。常用剂量为 100～200 mg,每天 3 次。苯巴比妥可促进胆红素与葡萄糖酸、γ-球蛋白的结合,增加其转运,降低血浆胆红素浓度;还可增加细胞膜 Na^+/K^+-ATP 酶的活性。常用剂量为 40～60 mg,每天 3 次。

糖皮质激素用于药物性肝炎胆汁淤积目前尚有争议。一般认为,糖皮质激素具有非特异性抗炎、促进某些酶的合成、促进胆汁分泌、抑制过敏和免疫反应等作用,但临床应用疗效不甚满意,且有较多不良反应,应慎重使用。可用泼尼松 30 mg/d,用药 5 天如胆红素下降 40%～50%,则减量继续使用,总疗程 2 周;如用药 7 天无效,应停药。

对乙酰氨基酚引起的药物性肝病可用 N-乙酰半胱氨酸解毒。

病情严重的药物性肝病可发生肝性脑病、肝衰竭,应按肝性脑病、肝衰竭给予相应处理,必要时可考虑肝移植。

八、预防

药物性肝病是一种医源性疾病,应提高警惕,预防其发生,尽量把药物性肝病的发生率降到最低。一般应注意以下几点。

(1)注意用药安全,尽量选用肝毒性较小的药物;严格遵守药典规定的剂量、疗程,尽量避免大剂量、长疗程使用同一种药物。

(2)了解有无药物性肝病的易患因素,如患者的年龄、性别、营养状况、有无药物过敏史及过敏性疾病,有无饮酒史、肝肾功能情况等。

(3)尽量避免同类药物的重复使用。

(4)用药期间血清转氨酶、胆红素、碱性磷酸酶等指标和肝脏影像学检查应该作为常规检查项目定期复查,以便及时发现药物性肝损害。

(5)一旦出现肝功能异常,应立即停药,并避免再次使用相同或化学结构相似的药物。

九、预后

急性药物性肝损害如能及时诊断、立即停药,经适当处理后大多数患者预后良好,一般 1～3 个月内肝功能逐步恢复。如有大片状或弥漫性肝细胞坏死,则预后较差,可发生肝衰竭或合并肾功能损害,病死率较高。慢性药物性肝病由于临床表现隐匿,大多无法及时诊断,常进展为肝硬化,预后大多较差。

第四节 肝 脓 肿

肝脏是机体重要的代谢器官,位于门静脉循环系统的远端,汇集来自门静脉的肠道血流,参与处理代谢消化分解产物,易于遭受各种细菌、病毒及寄生虫等感染。肝脓肿是病原体侵入肝脏形成的占位性感染灶,主要有化脓性肝脓肿和阿米巴肝脓肿。化脓性肝脓肿是一种少见但严重的疾病,在西方国家人群的发病率为 20/10 万,其严重性取决于感染的来源及患者的基础体质。阿米巴肝脓肿是肠道阿米巴感染的并发症,多见于热带溶组织内阿米巴流行的地区,发病多见于免疫抑制的男性青年。化脓性肝脓肿和阿米巴肝脓肿均易发生于肝右叶,这与门静脉分支走向有关,主要的临床症状是高热、肝区疼痛、肝大伴或不伴黄疸。

在 1892 版的《原则和医学实践》中，William Osler 描述肝脓肿主要来源于肠道痢疾和其他溃疡性的感染、阑尾炎，偶见于伤寒、直肠感染和骨盆脓肿。他把门静脉菌血症与脓肿形成的过程称为"脓肿门静脉炎"。事实上，在预防性使用抗生素的时代，即 20 世纪 40 年代，肝脓肿的主要病因是门静脉炎或门静脉菌血症。阑尾炎约占 1/3。门静脉炎的其他原因包括憩室炎、盆腔脓肿、结肠肿瘤穿孔以及直肠疾病。当今脓肿可发生在所有年龄段。约 60% 为单发，它们主要位于肝右叶（>70%），据说为门静脉血流的结果。在没用抗生素的情况下，肝脓肿一定会导致死亡。在 19 世纪后期 Waring 做了大量相关的报道，发现并发症如播散到相邻的内脏或破溃入腹膜的发生率为 28%。尽管自发引流的意义已得到了普遍的认可，但更倾向于开放引流，只有 15% 会行手术治疗。很少有脓肿可自行缓解。至 20 世纪 40 年代引进使用抗生素后，门静脉炎成为引起肝脓肿的一少见病因。胆道疾病，如胆道结石、狭窄和恶性肿瘤，特别是胆道恶性梗阻，成为后 50 年的主要病因。肝右叶病灶仍然占主导地位，可能因为肝右叶占肝脏体积比例大。抗生素改变了肝脓肿的自然发展史，将病死率下降至 50% 以下。

在过去的 20 年里，肝脓肿的性质一直在改变。虽然胆道原因仍然占主导地位，在接受复杂的医疗干预的老年患者中，脓肿发生的比例越来越大，如经皮肿瘤消融、化学治疗栓塞（特别是胆肠吻合术后）、胆汁转移或引流术或肝移植。

一、化脓性肝脓肿

（一）流行病学

细菌性肝脓肿是一种严重感染，其发病率为(15～44.9)/10 万接诊患者。此前一系列研究显示，男性发病率更高，但最近的报道性别分布无差异。好发年龄在 60～70 岁。在一系列相关研究中，单发和多发脓肿发生率分别为 58% 和 42%，66% 在右叶，8% 在左叶，26% 在两叶。孤立的肝脓肿常位于右叶，而多发性脓肿常发生在两叶。

（二）病因

肝脓肿形成机制包括来自于胆道或腹部感染的传播、血行感染、不明原因或隐源性病因。目前，继发于胆道梗阻的胆道感染是造成化脓性肝脓肿的主要原因，而胆道梗阻的原因存在地理差异：西方国家主要由胆道恶性肿瘤引起，而在亚洲国家胆石症及肝内胆管结石更为常见。还有部分患者找不到明显的细菌入侵途径，称为隐源性肝脓肿。其中 1/3 的病例可能是隐源性。近年来，肝脓肿患者的平均年龄有所提高，且更多见于良性或恶性胆道梗阻和肝外恶性肿瘤的患者,虽然抗生素逐步升级,但是病死率反而更高。

以下腹腔内疾病可能会导致肝脓肿的发生,包括憩室炎、阑尾炎、肠穿孔和炎症性肠病。肝脓肿可在肝细胞癌动脉化学治疗栓塞后形成。多发性肝脓肿与胆道疾病如结石和胆管癌有关。肝脓肿形成的基础疾病是糖尿病、恶性肿瘤和高血压。本病可来自胆道疾病、门静脉血行感染、肝动脉血行感染或开放性肝损伤时直接感染。

(三)微生物学

肝脓肿可以掺杂各种细菌感染,其可以通过菌血症直接损害肝脏或相邻部位的扩散形成。最常见的病原菌是大肠杆菌、肺炎克雷白杆菌、链球菌和厌氧菌。类杆菌属是厌氧菌中最常见的。也有关于米勒链球菌的报道。脓肿穿刺液中往往可见不止一种病原体生长,即使血培养结果只有一种病原体。细菌和念珠菌的耐药率在增加,最有可能继发于胆道支架的置入和长期抗生素使用。

继发于致命的肺炎克雷白杆菌的肝脓肿的特异性综合征,已报道主要集中在南亚-东亚地区,可波及眼睛和中枢神经系统。这种感染是由有更高耐吞噬性的荚膜 K_1/K_2 菌株引起。在感染的患者中糖尿病的患病率较高。

(四)临床表现

早期多为非特异性的前驱症状,精神萎靡、呕吐、贫血、体重下降。头痛、肌肉及关节疼痛等。随后可以出现寒战、高热及肝区疼痛等不适,但疼痛可能不局限于右上腹,常伴血清碱性磷酸酶的升高。低清蛋白血症,白细胞计数增多以及丙氨酸转氨酶水平的增高也较常见。值得注意的是,这些症状并不常见于老年人和免疫抑制的患者。体征,如肝大(50%),摩擦音(50%),呼吸系统表现(50%),黄疸(25%)可扪及肿块(25%),或脾大(25%)比较常见,可能对诊断有帮助。所谓的经典三联征:黄疸、发热、腹部压痛则比较罕见。邻近膈肌的肝脓肿可以引起胸膜炎性胸痛、咳嗽及呼吸困难,当这些症状与上诉非特异性症状同时存在时,容易导致诊断困难。腹腔内并发症包括脓肿破溃入腹腔,胆道或胃肠道,门静脉或肠系膜静脉血栓形成。据报道如果发展为败血症、肝脏和多器官衰竭和肠系膜静脉血栓形成的患者致死率高。该病死率比多发性肝脓肿更高。恶性肿瘤被认为是病死率的另一个独立的危险因素。

(五)诊断

用腹部 CT 进行影像学和超声检查至关重要。B 型超声的阳性诊断率高达 75%～95%,为初步诊断的首选方法。超声的表现根据脓肿的分期略有不同,早期为模糊的高回声景象,随着脓肿的逐渐成熟和脓腔的形成,可见低回声或无回声的肿块。应当注意脓腔脓液非常稠厚时,可能与肝脏的实质性包块混淆。此外,超声还可以显示胆道结石及胆管扩张,肝内胆管结石,因此对于肝脓肿有很大的病因诊断鉴别价值。CT 对于鉴别诊断肝脏其他性质的包块具有重要的诊断价值,其敏感性高达 95％。对比增强检查,门静脉期可见显著的环形强化的脓肿壁及无明显强化的中央脓腔。CT 是诊断脓肿内气体的最灵敏的方法。MRI 与 CT 或者超声相比,在诊断肝脓肿不具有优越性。ERC、经皮肝穿胆管造影术或 MRC 适用于其他病因不明的情况下。不过,ERC 不适用于之前行过胆汁转移术的患者。有将近一半的患者会出现血培养阳性结果,3/4 的患者的脓肿穿刺物培养阳性。腹部平片及胸部 X 线片对诊断肝脓肿无特异价值。胸部 X 线片可显示肺不张、胸腔积液或右侧膈肌抬高。实验室检查有白细胞计数升高、贫血、低清蛋白血症、转氨酶及碱性磷酸酶升高等。持续的高血糖提示患者可能并存糖尿病,或者由于脓毒症导致血糖控制不佳。

(六)治疗

1.引流脓腔

有效治疗肝脓肿需要充分引流。在 20 世纪 50－70 年代,手术引流很常见。部分是因为缺乏敏感的放射学工具进行诊断,虽然其也能找到脓肿来源并提供明确的脓肿引流位置。

然而,在 20 世纪 70 年代,敏感的成像技术的发展使术前诊断成为可能,并允许对病变进行定向穿刺引流。这也可以帮助鉴别脓肿的原因。

目前,经皮置管引流联合抗生素已经成为了化脓性肝脓肿的一线及最重要的治疗方法,可有效治疗 76％～91％的病例。抽吸脓腔内脓液进行诊断及细菌培养的同时,需放置引流管进行持续引流或者一次性将脓液抽吸干净。经皮细针穿刺的成功率高,微创且住院时间短,但有很大的可能需要再次进行抽吸。当细针穿刺一次不能成功地将所有的脓液抽吸干净时,应进行置管引流。更典型地,可放置一个 8～12F 的法式经皮胆道引流管。在平均 5 天后可看到脓肿的大小显著地减少(小于原来的 50％),引流管可以在 2～4 周后移除,但有些医师倾向于保持导管的放置,直到完全消除,一般要 15 周。过早地拔除引流管与复发有关。

初次直接进行经皮置管引流的适应证:脓液稠厚不适合细针吸引;脓腔直径＞5 cm;脓腔壁厚,不适合穿刺;多房性肝脓肿。多发性脓肿不是经皮置管引流的禁忌证,但这种情况应该每个脓腔放置相应的引流管。尽管两者的成功率均很高,但还是将近10%的患者操作失败。引流不成功或者失败的原因主要是:导管口径过细,脓液稠厚;导管的位置不适合引流;导管过早移除;脓腔的纤维包裹壁非常厚,导管置管困难。与胆道系统相交通的肝脓肿也可以采用PCD置管的方式进行引流,虽然持续的胆汁漏出会影响脓肿的闭合,但是这并非是PCD的禁忌证。

2.合理的抗生素治疗

抗生素的选择要通过培养和药敏结果来定,包括第三代头孢菌素、头孢西丁、替卡西林-克拉维酸、哌拉西林-他唑巴坦、氨苄西林-舒巴坦、环丙沙星、左氧氟沙星、亚胺培南和美罗培南。在未确定致病菌之前,首选覆盖革兰氏阳性需氧菌和厌氧菌的广谱抗生素,如阿莫西林、氨基苷类加甲硝唑;或者三代头孢菌素加甲硝唑等药物,然而该方案不能覆盖肠球菌。此外,氨基苷类抗生素应谨慎使用,因为对于胆道疾病的患者,特别是伴有败血症、脱水和高龄的患者,肾毒性的风险很大。具体的方案与地区的细菌及药敏谱有关。抗生素的持续时间还没有具体的规定,但通常为4~6周,而且应该根据对治疗的反应进行个体化治疗。当患者情况稳定,并已进行过引流后,静脉注射抗生素可以换成口服。在多个小型肝脓肿不便于引流时,抗生素可能是唯一的选择。此外,需要及时发现及解除胆道梗阻,梗阻的持续存在会影响抗生素的效果。

3.手术治疗

直接进行手术治疗的唯一适应证是脓肿破入腹腔引起化脓性腹膜炎或者多发性肝脓肿伴胆管阻塞,不能通过非手术方式解决时。当然,反复保守治疗无效或者PCD出现出血及脓液外溢等并发症时也需要通过手术处理。手术的同时应处理潜在的并发疾病,尤其是导致胆道感染的疾病。

传统的手术方式:首先细针穿刺,然后钝针穿刺,手指拨断多发性脓肿的间隔形成一个大腔,将适当大小的引流管放置低位,保证充分引流。若能术后引流的同时进行灌洗则效果更佳。部分上述方法均不适合的患者可以进行肝叶切除术。

患者的最终预后取决于潜在的病因或共存疾病,当然,延误的诊治也是不良预后的重要原因。

二、阿米巴肝脓肿

(一)流行病学

阿米巴病是地方病,在温带和热带气候可发现,如印度、埃及和南非。每年有 4 万～10 万人死于阿米巴病。在美国,阿米巴病的患者为到流行国家的移民和游客。感染途径通常为摄入污染的食物或水果。男同性恋者之间的传播明显增加。据美国方面的报道,34 000 的 HIV 阳性患者中只有 2 例患有溶组织内阿米巴病。日本、韩国、澳大利亚和我国台湾地区报告表明男性同性恋中的发病率显著增高。发病率的增加很可能是由于肛门-口交和这种寄生虫在亚太地区流行率的增加。

（二）病因

滋养体附着,然后侵入结肠上皮细胞进入黏膜下层,通过各种蛋白水解酶和炎性细胞作用,形成"烧瓶样溃疡",这会导致腹泻和肠道组织的破坏。滋养体通过门静脉循环到达肝脏,从而导致脓肿的形成。

（三）微生物学

阿米巴痢疾有两种形式。囊肿是摄入的形式,能动滋养体在回肠末端或结肠形成。溶组织内阿米巴可以通过分子技术与大肠杆菌毒蛾进行鉴别,后者不具有致病性。

（四）临床表现

阿米巴感染后可无症状,但每年有 4%～10% 的无症状患者将会发展为侵袭性疾病。肝脓肿是最常见的肠外表现。患者可有或无阿米巴性结肠炎的表现,可能要经过数月甚至数年后才会演变为肝脓肿。症状和体征包括腹泻(可能带血)、腹痛与压痛、肝大、发热、咳嗽、体重减轻、碱性磷酸酶增加和白细胞计数增多。通常在肝右叶会形成单一性脓肿;不太常见于肝左叶脓肿。细菌双重感染和败血症可能会发生,所以需要用抗生素对抗肠道微生物和葡萄球菌。蔓延到邻近部位可能会引起膈肌、膈下区、胸膜、肺和心包的感染,导致瘘的形成和脓性分泌物的积聚。

（五）诊断

含滋养体的红细胞可诊断阿米巴感染。滋养体可在肝脓肿的边缘发现,但通常不是在中央坏死的部分。超声和 CT 下表现为肿块性质。当溶组织内阿米巴存在时,血清学检查呈阳性,但当大肠杆菌存在时,血清学检查为阴性。间接血凝试验在阿米巴病患者中阳性率几乎达到 100%。在溶组织内阿米巴感染率低的地区,阳性结果支持急性感染诊断;而在高患病率地区,阳性结果可能意味着既往感染,而不是急性期感染。粪便抗原-酶联免疫吸附试验现在可用于诊断溶组织内阿米巴,具有非常良好的灵敏度和特异度。PCR 测试目前只用于研究,还不能用于常规临床诊断。鉴别化脓性和阿米巴肝脓肿可能比较困难。在577 例肝脓肿病例中,细菌性肝脓肿的高危因素包括年龄＞50 岁、多发性脓肿、肺部表现和间接血凝试验滴度＜256 U。

(六)治疗

甲硝唑是首选药物。当脓肿体积很大或呈多发性脓肿时,可合并使用氯喹来抗滋养体。除在比较复杂的病例外,很少建议行手术引流。管腔剂,其中包括双碘喹啉、巴龙霉素和二氯尼特,是消除肠道溶组织内阿米巴和防止复发所必需的。

第五节 肝性脑病

肝性脑病(hepatic encephalopathy,HE)是严重肝病引起的,以代谢紊乱为基础、中枢神经系统功能失调的综合征,主要临床表现是意识障碍,行为失常和昏迷。

一、病因和发病机制

大多数 HE 是由各型肝硬化(病毒性肝硬化最多见)引起,也可由改善门静脉高压的门体分流手术引起。小部分 HE 见于重症病毒性肝炎,中毒性肝炎和药物性肝病的急性或暴发性肝衰竭。更少见的原因还有原发性肝癌,妊娠期急性脂肪肝,严重胆道感染等。

肝性脑病的病因主要有以下几种学说。

(一)氨中毒学说

氨代谢紊乱引起氨中毒是肝性脑病,特别是门体分流性脑病的重要发病机制。

1.氨的形成和代谢

血氨主要来自肠道、肾和骨骼肌生成的氨,胃肠道是氨进入身体的主要门户。机体清除氨的途径有:尿素合成;脑、肾、肝在供能时,耗氨合成谷氨酸和谷氨酰胺;肾形成大量 NH_4^+ 而排出 NH_3。肺部可呼出少量 NH_3。

2.肝性脑病时血氨增高的原因和影响氨中毒的因素

血氨增高主要是由于生成过多和/或代谢清除过少。在肝衰竭时,肝将氨合成为尿素的能力减退,门体分流存在时,肠道的氨未经肝解毒而直接进入体循环,使血氨增高。

影响氨中毒的因素有下列几点。

(1)摄入过多的含氮食物(高蛋白饮食)或药物,或上消化道出血时肠内产氨增多。

(2)低钾性碱中毒:呕吐、腹泻、利尿排钾、放腹水、继发性的醛固酮增多症均可致低钾血症。低钾血症时,尿排钾量减少而氢离子排出量增多,导致代谢性碱中毒,因而促使 NH_3 透过血-脑屏障,进入细胞产生毒害。

(3)低血容量与缺氧:休克与缺氧可导致肾前性氮质血症,使血氨增高。脑细胞缺氧可降低脑对氨毒的耐受性。

(4)便秘:使含氨、胺类和其他有毒衍生物与结肠黏膜接触的时间延长,有利于毒物吸收。

(5)感染:增加组织分解代谢,从而增加产氨,失水可加重肾前性氮质血症,缺氧和高热可增加 NH_3 毒性。

(6)低血糖:葡萄糖是大脑产生能量的重要燃料。低血糖时能量减少,脑内去氨活动停滞,氨的毒性增加。

(7)其他:镇静、催眠药可直接抑制大脑和呼吸中枢,造成缺氧。麻醉和手术增加肝、脑、肾的功能负担。

3.氨对中枢神经系统的毒性作用

一般认为氨对大脑的毒性作用是干扰脑的能量代谢:抑制丙酮酸脱氢酶活性,影响乙酰辅酶 A 合成,干扰脑中三羧酸循环。引起高能磷酸化合物浓度降低,氨还可直接干扰神经传导而影响大脑的功能。

(二)胺、硫醇和短链脂肪酸的协同毒性作用

甲硫醇、二甲亚砜、短链脂肪酸均能诱发实验性肝性脑病,协同作用毒性更强。

(三)假神经递质学说

酪氨酸、苯丙氨酸在脑内生成 β-羟酪胺,苯乙醇胺与去甲肾上腺素相似,但不能传递神经冲动,使兴奋冲动不能传至大脑皮质。

(四)氨基酸代谢不平衡学说

胰岛素在肝内活性降低,促使大量支链氨基酸进入肌肉,支链氨基酸减少,芳香族氨基酸增多。

二、诱发因素

肝性脑病的诱发因素较多，如上消化道出血、大量排钾利尿、高蛋白饮食、催眠镇静药、便秘、尿毒症、放腹水、外科手术、感染等均可诱导引起肝性脑病。

三、临床表现

HE的临床表现因基础病的性质、肝细胞损伤的程度、快慢及诱因的不同而很不一致。且和其他代谢性脑病比并无特异性。肝性脑病一般分为4期，每期的表现不同。

(一)一期(前驱期)肝性脑病

轻度性格改变和行为失常，可有扑翼(击)样震颤，脑电图多数正常。

(二)二期(昏迷前期)肝性脑病

二期肝性脑病以意识错乱、睡眠障碍、行为失常为主。前驱期的症状加重。多有睡眠时间倒置，有明显神经体征，如腱反射亢进、肌张力增高、踝阵挛及Babinski征阳性等。此期扑翼样震颤存在，脑电图有特征性异常。患者可出现不随意运动及运动失调。

(三)三期(昏睡期)肝性脑病

三期肝性脑病以昏睡和精神错乱为主，各种神经体征持续或加重，大部分时间患者呈昏睡状态，但可以唤醒。醒时可应答对话。扑翼样震颤仍可引出。肌张力增高。锥体束征常呈阳性，脑电图有异常波形。

(四)四期(昏迷期)肝性脑病

神志完全丧失，不能唤醒。浅昏迷时，对痛刺激和不适体位尚有反应，腱反射和肌张力仍亢进和增高，由于患者不能合作，扑翼样震颤无法引出。深昏迷时，各种反射消失，脑电图明显异常。

另外，亚临床或隐性肝性脑病患者，没有任何临床表现。肝功能损害严重的肝性脑病者有明显黄疸、出血倾向和肝臭，易并发各种感染、肝肾综合征和脑水肿等情况。

四、辅助检查

除肝、肾功能异常，黄疸升高，酶胆分离，凝血酶原活动度降低等，有助于肝性脑病诊断的检查还包括下列检查。

(一)血氨

正常人空腹静脉血氨为 $6\sim35~\mu g/L$(血清)或 $47\sim65~\mu g/L$(全血)。在

B 型、C 型 HE 时血氨升高、而 A 型 HE 常正常。

(二)血浆氨基酸失衡

支链氨基酸减少、芳香族氨基酸增高、两者比值≤1(正常＞3),但因需要特殊设备,普通化验室无法检测。

(三)神经心理、智能测试

对轻微型肝性脑病的诊断有重要帮助。目前该测试方法有多种,但多数受患者年龄、性别、受教育程度影响。

五、诊断与鉴别诊断

(一)诊断

肝性脑病主要诊断依据有下列 5 点。

(1)严重肝病(或)广泛门体侧支循环。

(2)精神紊乱、昏睡或昏迷。

(3)肝性脑病的诱因。

(4)明显肝功能损害或血氨增高。

(5)扑翼(击)样震颤和典型的脑电图改变有重要参考价值。

(二)鉴别诊断

在作出肝性脑病的诊断前须注意以下情况。

(1)以精神症状为唯一突出表现的肝性脑病易被误诊为精神病。同此,凡遇有严重肝脏疾病或有门体分流病史的患者出现神经、精神异常,应警惕肝性脑病的可能。

(2)肝性昏迷应与可引起神经功能紊乱的其他代谢性脑病,如酮症酸中毒、低血糖、尿毒症等所致的脑病,急性脑血管病,脑部感染和镇静剂过量相鉴别。进一步追问病史,血糖、血氨、肾功能、脑电图等的检查有助于诊断与鉴别诊断。头颅 CT、核磁及腰穿对中枢神经系统的疾病如脑出血、肿瘤、脑炎等的鉴别有重要的意义。

六、治疗原则

肝性脑病是多种因素综合作用引起的复杂代谢紊乱,应从多个环节采取综合性的措施进行治疗,并根据临床类型、不同诱因及疾病的严重程度设计不同的治疗方案。早期识别、及时治疗是改善肝性脑病预后的关键。依据《中华实验和临床感染病杂志(肝性脑病诊断治疗专家共识,2009)》以及中华医学会《临床诊疗指南（消化系统疾病分册）》中有关内容，对肝性脑病的治疗原则归纳如下。

（一）一般治疗

消除诱因。HE有多种诱因，积极寻找诱因并及时排除可有效阻止HE的发展，如感染、消化道出血、药物、手术、缺氧、低血容量、低钾、碱中毒、高蛋白饮食、便秘等。

肝硬化患者不能耐受麻醉药，止痛药，镇静药。患者狂躁不安或有抽搐时，禁用吗啡及其衍生物、副醛、水合氯醛、哌替啶及速效巴比妥类，可减量使用地西泮、东莨菪碱，并减少给药次数。必须及时控制感染和上消化道出血，避免快速和大量地排钾利尿和放腹水。注意纠正水、电解质和酸碱平衡失调。

（二）药物治疗

肝性脑病的治疗药物主要包括以下4类。

1.对症及支持治疗

HE患者往往食欲缺乏或已处于昏迷状态，不能进食，需要积极给予营养支持。对症及支持治疗的药物包括纠正水、电解质和酸碱平衡药物、补锌药物及消除诱发肝性脑病的因素。药物如消化道止血、减轻脑缺氧状态、补充清蛋白和维生素的药物。

2.减少肠道内氨及其他有害物质的生成和吸收

引起HE的毒性物质主要来自肠道，减少肠道内氨基其他有害物质的生成和吸收在HE的防治中非常重要。该类药物主要通过以下两个途径发挥作用：导泻或灌肠来清除肠道内的积血、积食及其他毒性物质，如硫酸镁、乳果糖等；降低肠道pH，抑制肠道细菌生长，如不吸收双糖（乳果糖、乳山梨醇）、微生态制剂（乳杆菌、双歧杆菌等）和抗菌药物（新霉素、甲硝唑、利福昔明等）。

3.促进氨的代谢、抑制假性神经递质，纠正氨基酸平衡

降血氨药物包括门冬氨酸鸟氨酸、精氨酸等；抑制假性神经递质药物包括氟马西尼、溴隐亭、左旋多巴等；改善氨基酸平衡的药物主要为支链氨基酸。

4.改善肝功能药物

对于乙型病毒性肝炎引起的慢性肝衰竭，用核苷酸类药物进行抗病毒治疗，减轻或消除肝脏的炎症、坏死、促进肝细胞再生，有助于恢复肝脏的代谢、解毒功能。

(三)其他治疗

1.健康教育

进行健康教育,让患者熟悉易导致 HE 的诱发因素,尽可能避免各种诱因的发生。

2.饮食治疗

开始数天禁食蛋白质,以碳水化合物为主,加用必需氨基酸来提供足够的热量。患者神志清后逐步增加蛋白质至 40～60 g/d,以植物蛋白为主,晚期患者禁食蛋白质。

3.人工肝支持治疗

目前临床上广泛使用的人工肝支持系统主要包括:血液透析、血液滤过、血浆置换、血液灌流、血浆吸附等方式。人工肝支持系统可代替肝脏的部分功能,清除体内积聚的毒物,为肝细胞的再生提供条件和时间,也是等待肝移植术的过渡疗法,可用于急、慢性 HE,2 期以上 HE 者需慎用血浆置换。

4.手术治疗

对于内科治疗不满意的各种顽固性、严重 HE,原位肝移植术是一种有效的手段。对于门-体分流严重的患者,采用介入或手术永久性或暂时性部分或全部阻断门-体分流,可改善 HE。但由于门脉高压的存在,该方法可增加消化道出血的风险,应权衡利弊。

第六节　原发性肝癌

原发性肝癌是指非转移因素产生的,原本就是在肝细胞或肝内胆管细胞发生的癌肿瘤,而不是由其他器官组织的癌症转移来。

一、流行病学

原发性肝癌是我国常见恶性肿瘤之一,农村发病率高于城市,其原因可能是由于农村对饮食知识的缺乏和生活条件及就医观念较差,而不注意食物中的致癌因素和对致癌疾病认识不足(如乙肝、丙肝、肝硬化等),治疗不积极造成的。肝癌为我国常见恶性肿瘤之一,其病死率在消化系统恶性肿瘤中列第 3 位,我国每年约有 11 万人死于肝癌,占全球肝癌死亡人数的 45%。本病可发生于任何年龄,以 40～49 岁为最多,男女之比为(2～5):1。主要诱发因素:①乙肝;②饮酒；③霉变食物；④化学因素等。

原发性肝癌的病因和发病机制尚未确定，目前认为与肝硬化、病毒性肝炎以及黄曲霉素等化学致癌物质和环境因素有关。

二、临床表现

原发性肝癌起病隐匿，早期缺乏典型症状。中晚期肝癌症状如下。

(一)肝区疼痛

肝区疼痛多呈持续性肿痛或钝痛，肝痛是由于肝包膜被增长快速的肿瘤牵拉所引起。若病变侵犯膈，疼痛可牵涉右肩。当肝表面的癌结节破裂，坏死的癌组织及血液流入腹腔时，可突然发生剧痛，从肝区延至全腹；产生急腹症的表现，如出血多，可致休克晕厥。

(二)肝大

肝呈进行性肿大，质地坚硬，表面凹凸不平，有大小不等的结节或巨块，边缘钝而不整齐，常有不同程度的压痛。肝癌突出于右肋弓下或剑突下时，上腹可呈现局部隆起或饱满，如癌位于膈面，则主要表现为膈抬高而肝下缘可不肿大。位于肋弓下的癌结节最易被触及。有时癌肿压迫血管，可在相应腹壁区听到吹风样杂音。

(三)黄疸

晚期出现，一般因肝细胞损害或由于癌块压迫或侵犯肝门附近的胆管，或由于癌组织或血块脱落引起胆道梗阻所致。

(四)肝硬化征象

伴有肝硬化门静脉高压者可有脾大、腹水、静脉侧支循环形成等表现。腹水很快增多，一般为漏出液。可有血性腹水，多因癌肿侵犯肝包膜或向腹腔内破溃引起。

(五)恶性肿瘤的全身性表现

有进行性消瘦、食欲缺乏、发热、乏力、营养不良和恶病质等，少数肝癌者可有特殊的全身表现，称为伴癌综合征。以自发性低血糖症、红细胞增多症较常见，其他罕见的有高血脂、高血钙、类癌综合征等。

(六)转移灶症状

肝内血行转移早，多数转移至肺、肾上腺、骨、胸腔、脑等部位而引起相应的

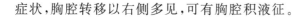

症状,胸腔转移以右侧多见,可有胸腔积液征。

三、辅助检查

(一)甲胎蛋白测定(AFP)

AFP 的定期观测对判断肝癌的病情,术后复发和估计预后有重要价值。标准为:① AFP>500 μg/L,持续 4 周;② AFP 由低逐渐升高不降;③ AFP 在 200 μg/L 以上的中等水平,持续 8 周。

(二)血清酶测定

γ-谷氨酰转肽酶同工酶Ⅱ(GGTⅡ)在原发性和转移性肝癌的阳性率达 90%。

(三)B 超显像检查

可显示直径为 2 cm 以上的肿瘤。

(四)CT 检查

可显示直径 2 cm 以上的肿瘤,如结合肝动脉造影或注射碘油的肝动脉造影,对 1 cm 以下肿瘤的检出率可达 80% 以上,是诊断小肝癌和微小肝癌的最佳方法。

(五)X 线检查

肝血管造影,选择性腹腔动脉和肝动脉造影可显示直径在 1 cm 以上的癌结节,阳性率达 87%,结合 AFP 阳性结果,可用于诊断小肝癌。数字减影肝动脉造影可显示直径 1.5 cm 的小肝癌。

四、诊断与鉴别诊断

(一)诊断

对凡有肝病史的中年人,尤其是男性患者有不明原因的肝区疼痛,消瘦,进行性肝大,应作 AFP 测定和上述检查。争取早期诊断。对高危人群,每年 1～2 次检测 AFP 结合超声显像检查是发现早期肝癌的基本措施。AFP 持续低浓度增高但转氨酶正常,往往是亚临床肝癌的主要表现。在排除活性肝病,妊娠,胚胎瘤外,AFP>500 μg/L 持续 1 个月,或 AFP>200 μg/L 持续 8 周,可确诊原发性肝癌。

(二)鉴别诊断

1.继发性肝癌

有肝外肿瘤表现,病情发展较缓慢,症状较轻,AFP 检测一般为阴性,确诊的关键在于病理检查和找到肝外原发癌的证据。

2.肝硬化

若肝硬化病例有明显的肝大、质硬的大结节或肝萎缩变形而影像检查又发现占位性病变,则肝癌的可能性很大,反复检查 AFP 或 AFP 异质体,密切随访病情。

3.活动性肝病

肝病活动时血清 AFP 呈短期升高,提示肝癌的可能性,定期多次随访测定血清 AFP 和 ALT,如果出现下列两种情况,则应多考虑原发性肝癌:①AFP 和 ALT 动态曲线平行或同步升高,或 ALT 持续增高至正常的数倍,则活动性肝病的可能性大;②两者曲线分离,AFP 升高而 ALT 正常或由高降低。

4.肝脓肿

一般有明显炎症的临床表现,肿大的肝脏表面平滑无结节,触痛明显。白细胞计数升高。超声检查可探得肝内液性暗区。诊断困难时,可在超声引导下作诊断性穿刺。可进行抗阿米巴和抗细菌试验治疗。

5.邻近肝区的肝外肿瘤

腹膜后软组织肿痛,来自肾、肾上腺、胰腺结构等处肿瘤也可在腹部呈现肿块。超声检查有助于区别肿块的部位和性质,AFP 检测应为阴性,鉴别困难时,需剖腹探查方能确诊。

6.肝非癌性占位性病变

如肝血管瘤,多囊肝,肝棘球蚴病等,可用 CT 放射性核素血池扫描、MRI 和超声检查帮助诊断,有时需剖腹探查。

五、治疗原则

依据卫生部《原发性肝癌诊疗规范(2011)》、中华医学会《临床诊疗指南(消化系统疾病分册)》以及《原发性肝癌规范化诊治专家共识(临床肿瘤学杂志,(2009)》中有关内容,对原发性肝癌的治疗原则归纳如下。

(一)外科治疗

外科治疗手段主要是肝切除和肝移植手术,应该如何选择,目前尚无统一的标准。外科手术切除一直被认为是肝癌治疗的首选方法。对于一个直径

＜5 cm，如果患者不伴有肝硬化，则应首选肝切除术；如果合并肝硬化，肝功能失代偿（Child-Pugh C 级），且符合移植条件，应该首选肝移植术。但是，对于可切除的局限性肝癌且肝功能代偿良好（Child-Pugh A 级），是否进行肝移植，目前争议较大。如欧洲的专家支持首选肝移植，理由是肝切除的复发率高，符合 Milan 标准肝移植患者的长期生存率和无瘤生存率显著优于肝切除患者。本指南对于肝脏功能较好，能够耐受肝切除手术的患者暂不列入肝移植适应证中。就某一患者而言，强调根据具体情况，综合评价分析，制订手术方案。

（二）介入治疗

放射介入治疗可以作为非手术治疗中的首选方法。介入治疗适用于不能手术的中晚期原发性肝癌患者或者能手术切除，但由于其他原因不能或不愿进行手术的患者。根据治疗操作的不同，肝动脉造影后，介入治疗通常分为肝动脉灌注化学治疗、肝动脉栓塞和肝动脉栓塞化学治疗。

（三）放射治疗

放射治疗是恶性肿瘤的基本治疗手段之一。20 世纪 90 年代中期之后，现代精确放射治疗技术发展迅速，包括三维适形放射治疗、调强适形放射治疗和立体定向放射治疗等日益成熟和广泛应用，为采用放射治疗手段治疗肝癌提供了新的机会。

（四）局部消融治疗

局部消融治疗是借助医学影像技术的引导对肿瘤靶向定位，局部采用物理或化学的方法直接杀灭肿瘤组织的一类治疗手段。主要包括射频消融、微波消融、冷冻治疗、高功率超声聚焦消融以及经皮无水乙醇注射治疗；具有微创、安全、简便和易于多次施行的特点。而影像引导技术包括 CT 和 MRI，而治疗途径有经皮、经腹腔镜手术和经开腹手术 3 种。

（五）全身药物治疗

全身药物治疗主要包括分子靶向药物治疗和全身化学治疗药物治疗。

1.分子靶向药物治疗

已知肝癌的发病机制十分复杂，其发生、发展和转移与多种基因突变、细胞信号传导通路和新生血管增生异常等密切相关，其中存在着多个关键性环节，正是进行分子靶向治疗的理论基础和重要的潜在靶点。分子靶向药物治疗在控制 HCC 的肿瘤增殖、预防和延缓复发转移以及提高患者的生活质量等方面具有独特的优势。近年来，应用分子靶向药物治疗 HCC 已成为新的研究热点，受到高度的关注和重视。

2.全身化学治疗药物治疗

全身化学治疗药物治疗是指主要通过口服、肌内或静脉途径给药进行化学治疗的方式。早在 20 世纪 50 年代起，系统化学治疗就开始用于治疗肝癌，是临床常用的姑息性治疗手段。

(六)其他治疗

一般认为生物治疗可以改善肝癌患者的生活质量，有助于提高抗肿瘤疗效，降低术后复发率。适当应用胸腺素可以增强机体的免疫功能，具有辅助抗病毒和抗肿瘤作用；而乙型病毒性肝炎相关 HCC 患者切除术后，长期应用干扰素-α 及其长效制剂作为辅助治疗，可以有效地延缓复发和降低复发率。

综上所述，必须高度重视 HCC 的早发现、早诊断和早治疗；应当遵循规范化综合治疗的原则，即强调根据基础疾病、肿瘤病理学类型、侵袭的部位和范围（临床分期）、门静脉或下腔静脉癌栓以及远处转移情况，结合患者的一般状况和器官功能状态（特别是肝功能代偿程度），采取多学科综合治疗模式，广泛深入地开展多学科交流、讨论和合作，为患者制订最佳的个体化治疗方案，有计划、合理地选择或者联合应用外科手术、肝动脉介入治疗、局部消融、放射治疗、系统治疗（分子靶向治疗、化学治疗、生物治疗、中医药和抗病毒治疗等）以及支持对症治疗等多种手段，发挥各种方法的优势，避免不恰当或过度的治疗，最大幅度地控制肿瘤，提高总体疗效，改善患者的生活质量，达到延长生存期或争取根治的目的。

第六章 胆道疾病

第一节 急性梗阻性化脓性胆管炎

一、概述

急性梗阻性化脓性胆管炎（acute obstructive suppurative cholangitis，AOSC）亦称急性重症型胆管炎（acute cholangitis of severe type，ACST）。多继发于胆管结石、肿瘤、蛔虫或 Oddi 括约肌炎性水肿、痉挛引起的胆管阻塞。病情凶险，进展迅速，病死率高，是导致良性胆管疾患患者死亡的最主要原因，引起死亡的最常见原因是由于胆管感染所致的多系统器官功能不全，器官衰竭发生频率的顺序常为肝、肾、肺、胃肠道、心血管、凝血系统和中枢神经系统。

二、病因

急性梗阻性化脓性胆管炎的基本病理改变是胆管梗阻和在胆管梗阻基础上发生的胆管感染。任何引起胆管梗阻的因素均可成为急性梗阻性化脓性胆管炎的发病原因，诱发急性梗阻性化脓性胆管炎的原因可因不同地区而异，主要病变和诱因是胆管蛔虫病、胆管结石和胆管狭窄。引起急性梗阻性化脓性胆管炎的细菌种类与一般胆管感染相同，主要为革兰阴性细菌，如大肠杆菌、变形杆菌和铜绿假单胞菌等，其中以大肠杆菌最多见，厌氧性细菌感染也较多见，厌氧菌中以类杆菌属多见。

三、病理

胆管的梗阻及感染是急性梗阻性化脓性胆管炎的基本病理改变。胆管梗阻可发生在肝外胆管、左肝管或右肝管。梗阻早期，胆汁淤滞，胆总管扩张多不明显，因为化学刺激等因素胆管黏膜充血、水肿，随病变的进一步发展，胆管压力升高,可见胆总管显著扩张,但胆管扩张情况亦与病情无明显相关,肠道内细菌可逆行感染,胆管黏膜充血、水肿更加明显,黏膜面上常有溃疡;当胆管内压升高至 20 cmH₂O 时,即可发生胆血反流,大量内毒素及细菌经肝内毛细胆管破溃进入血循环,造成菌血症和败血症,引发严重的全身感染,急性梗阻性化脓性胆管炎的死亡原因多由此引发。肝脏受感染表面常充血、肿大,镜下见肝细胞肿胀、胞浆疏松不均,肝索紊乱,胆管壁及周围有炎性细胞浸润,可有大片的肝细胞坏死以及多发性肝脓肿。含游离胆红素颗粒的胆汁可经坏死的肝细胞而进入肝窦、肝静脉等,临床上引起程度不同的急性肝静脉阻塞综合征。这些病理改变一旦发生,即使手术解除了胆管高压,但在肝实质和胆管仍会留下损害。胆沙性血栓还可经下腔静脉进入肺循环,造成肺局部梗死。晚期患者可发生感染性休克、多脏器功能损害等一系列病理生理性变化。

四、分型

临床上按 ACST 的病理类型,可分为以下几种类型。

(一)重症急性化脓性胆管炎型

指胆管的低位阻塞,引起肝内、外胆管广泛的化脓性炎症,表现有腹痛、寒战、高热和明显的黄疸,由于是全胆管的急性炎症,病情可以十分严重,进展十分凶险,甚至出现多种并发症。这种类型亦可见于继发性胆管结石的壶腹部嵌顿,而且由于结石突然由胆囊降至胆管,胆管突然高压,整个临床表现及过程往往比原发性胆管结石的梗阻更严重,也易并发急性胰腺炎。

(二)重症急性化脓性肝胆管炎型

指左、右肝管开口阻塞的以半肝范围为主的胆管炎,这同样也是嵌闭性炎症,又可不出现黄疸,亦不表现典型的绞痛发作,而以中毒性感染最为突出。

(三)复合性重症急性化脓性胆管炎

指同时有肝内、外大胆管的阻塞。

五、分级

华南医科大学根据对 1 635 例急性梗阻性化脓性胆管炎的分析,将病情分成四级。

(1)一级:单纯 AOSC。

(2)二级:感染性休克。

(3)三级:肝脓肿。

（4）四级：多器官衰竭。

病情分级可以有利于对情况的判断和在不同组别之间治疗效果的比较。

六、临床表现

（一）病史

患者常有胆管结石、肿瘤、蛔虫或胆管手术病史。

（二）症状

起病急，进程快，急性梗阻性化脓性胆管炎患者多呈典型的 Chareot 三联征，常表现上腹痛，而腹痛的性质可因原有疾病不同而异，如胆总管结石、胆管蛔虫多为剧烈的绞痛，肝管狭窄、胆管肿瘤梗阻则可能为右上腹胀痛。患者常有寒战，继之出现体温变化，一般可达 39℃ 以上，有时每天可能有不止一次的寒战、高热。黄疸也是常见症状，但随病程的长短和胆管梗阻的部位不同而异，由一侧肝胆管阻塞引起的急性梗阻性化脓性肝胆管炎，可能不表现黄疸或黄疸较轻。病程长者，多有明显的黄疸。约半数患者于 Chareot 三联征后很快出现烦躁不安、意识障碍、昏睡及昏迷等神志改变，同时出现血压下降，有时血压可一度略呈升高，随后很快地下降，即 Reynolds 五联征，后期患者可并发肝脓肿、多器官功能衰竭，并出现相应症状、体征，严重者可出现中毒性休克，在发病后数小时内死亡。

（三）体征

多有程度不同的黄疸，约 20% 的患者亦可无明显的黄疸。腹部检查右上腹有压痛和肌紧张，肝脏可肿大，若梗阻位于一侧的肝管，则肝脏常呈不均匀的肿大，肝区可有叩击痛，有时胆囊亦肿大。

七、辅助检查

（一）实验室检查

（1）同一般胆管感染，白细胞计数常高于 $20 \times 10^9 / L$，其上升程度常与胆管感染的严重性成比例，白细胞发生核左移，可出现中毒颗粒。尿中常有蛋白及颗粒管型。肝功能常呈损害表现，血清胆红素、转氨酶、碱性磷酸酶值升高。

（2）血气分析有明显酸碱平衡紊乱表现，常发生严重的水、电解质紊乱。代谢性酸中毒及低血钾均较常见。血培养常有细菌生长。

（二）影像学检查

B超最为实用，简单、无创，及时可见结果，检查时可见梗阻近段胆管扩张，并可了解梗阻部位性质等,必要时行 MRCP、ERCP 或 CT 检查。

八、诊断

根据急性梗阻性化脓性胆管炎患者的临床表现可做出初步诊断,同时可做下列检查。

(1)白细胞计数常显著增高,其上升程度常与胆管感染的严重性成比例。

(2)部分患者血培养有细菌生长。

(3)肝功能常呈损害。

(4)尿中常有蛋白及颗粒管型。

(5)代谢性酸中毒及低钾血症均较常见。

九、鉴别诊断

本病需与急性胆囊炎、消化性溃疡穿孔、急性坏疽性阑尾炎、重症急性胰腺炎以及右侧胸膜炎、右下大叶肺炎等鉴别诊断。在这些疾病中,都难以具有重症急性胆管炎的基本特征,综合分析,不难得出正确的结论。

十、治疗

急性梗阻性化脓性胆管炎是一紧急的病症,严重威胁患者生命,及时解除胆管梗阻是救治急性梗阻性化脓性胆管炎患者的关键。

(一)非手术治疗

非手术治疗既是治疗手段,也是为手术治疗做准备。部分患者经上述紧急处理后,若病情趋于稳定,生命体征保持平稳,可于渡过急性期之后,再择期施行手术。但当有胆管梗阻、胆管内积脓时,非手术治疗多不能达到预期的效果,延长非手术治疗的时间,反而加重感染及休克对全身的不良影响,若经过紧急处理,病情未能稳定,则应积极地进行急症手术。非手术治疗应控制在6小时之内。

1.疾病早期

在严密观察下可试行非手术治疗,包括以下几方面。

(1)监测生命体征,吸氧,降温,禁饮食,止痛、解痉。

(2)补充血容量,改善组织灌注,预防急性肾功能不全等脏器功能障碍,必要时应用血管活性药物,常用药物多巴胺、多巴酚丁胺等。

(3)依据血气分析等化验室检查纠正代谢性酸中毒及水、电解质平衡紊乱。

(4)使用肾上腺皮质激素,抑制全身炎症反应。

（5）抗感染：宜早期、足量应用广谱抗生素及对厌氧菌（特别是类杆菌属）有效的抗生素，如有可能，可依据细菌培养药敏试验选用敏感抗生素。近年来，随着强力有效的抗生素问世和普遍应用，急性梗阻性化脓性胆管炎患者死亡率明显下降，但不可盲目过分依赖抗生素而错过最佳的手术时机。

（6）全身营养支持治疗，静脉内给予维生素 K_1。

2.经内镜鼻胆管引流术（ENBD）

通过十二指肠镜经十二指肠乳头于胆管内置入导管，如可跨越胆管梗阻平面，即可有效引流梗阻近段胆管内高压感染的胆汁，达到胆管减压目的，部分患者可避免急诊手术。鼻胆管引流术一般只适用于胆管下端的梗阻，在高位的胆管阻塞时，引流常难以达到目的，如经 ENBD 治疗，病情无改善，应及时改行手术治疗。

（二）手术治疗

1.手术原则

积极做好术前准备，紧急手术、解除胆管梗阻、通畅引流。手术力求简单、有效，选择有利的时机施行才能达到目的，如果已出现严重的并发症，则单纯的引流胆管不能达到目的，治疗的策略上又需要做相应的改变。

2.手术方式

通常采用胆总管切开减压、T 管引流。手术时必须注意解除引流口以上的胆管梗阻或狭窄，胆管引流管的一臂必须放置于最高梗阻平面的上方，手术才能达到目的，在梗阻远端的引流是无效的，病情不能得到缓解。如病情条件允许，还可切除炎症的胆囊，待患者渡过危险期后，再彻底解决胆管内的病变。禁忌手术中的造影、加压冲洗和反复搔刮，甚至对于胆总管下端结石引起的梗阻，如手术中患者情况不允许，不必强行取石，可待术后6～8周后，待患者病情稳定经胆管镜取石。多发性肝脓肿是本病严重而常见的并发症，应注意发现和及时处理。胆囊造瘘术因胆囊管细、迂曲，不能有效引流胆管，手术常常无效，应不予采用，所以强调对胆总管的直接减压、引流。

第二节　急性胆囊炎

急性胆囊炎是胆囊发生的急性炎症性疾病，在我国腹部外科急症中位居第二,仅次于急性阑尾炎。

一、病因

多种因素可导致急性胆囊炎,如胆囊结石、缺血、胃肠道功能紊乱、化学损伤、微生物感染、寄生虫、结缔组织病、过敏性反应等。急性胆囊炎中 $90\%\sim95\%$ 为结石性胆囊炎,$5\%\sim10\%$ 为非结石性胆囊炎。

二、病理生理

胆囊结石阻塞胆囊颈或胆囊管是大部分急性结石性胆囊炎(acute calculous cholecystitis)的病因,其病变过程与阻塞程度及时间密切相关。结石阻塞不完全且时间较短者,仅表现为胆绞痛,阻塞完全且时间较长者,则发展为急性胆囊炎,按病理特点可分为四期:水肿期为发病初始 $2\sim4$ 天,由于黏膜下毛细血管及淋巴管扩张,液体外渗,胆囊壁出现水肿;坏死期为发病后 $3\sim5$ 天,随着胆囊内压力逐步升高,胆囊黏膜下小血管内形成血栓,堵塞血流,黏膜可见散在的小出血点及坏死灶;化脓期为发病后 $7\sim10$ 天,除局部胆囊壁坏死和化脓,病变常波及胆囊壁全层,形成壁间脓肿甚至胆囊周围脓肿,镜下见有大量中性粒细胞浸润和纤维增生。如果胆囊内压力持续升高,胆囊壁血管因压迫导致血供障碍,出现缺血坏疽,则发展为坏疽性胆囊炎,此时常并发胆囊穿孔;慢性期主要指中度胆囊炎反复发作以后的阶段,镜下特点是黏膜萎缩和胆囊壁纤维化。

严重创伤、重症疾病和大手术后发生的急性非结石性胆囊炎由胆囊的低血流量灌注引起,胆囊黏膜因缺血缺氧损害和高浓度胆汁酸盐的共同作用而发生坏死,继而发生胆囊化脓、坏疽甚至穿孔,病情发展迅速,并发症率和死亡率均高。

三、临床表现

(一)症状

急性结石性胆囊炎患者以女性多见,起病前常有高脂饮食的诱因,也有学者认为与劳累、精神因素有关。其首发症状多为右上腹阵发性绞痛,可向右肩背部放射,伴恶心、呕吐、低热。当胆囊炎病变发展时,疼痛转为持续性并有阵发性加重。出现化脓性胆囊炎时,可有寒战、高热。在胆囊周围形成脓肿或发展为坏疽性胆囊炎时,腹痛程度加剧,范围扩大,呼吸活动及体位改变均可诱发腹痛加重,并伴有全身感染症状。约 1/3 患者可出现轻度黄疸,多与胆囊黏膜受损导致胆色素进入血液循环有关,或因炎症波及肝外胆管阻碍胆汁排出所致。

(二)体征

体检可见腹式呼吸受限,右上腹有触痛,局部肌紧张,Murphy 征阳性,大部分患者可在右肋缘下扪及肿大且触痛的胆囊。当胆囊与大网膜形成炎症粘连,可在右上腹触及边界欠清、固定压痛的炎症包块。严重时胆囊发生坏疽穿孔,可以出现弥漫性腹膜炎体征。

(三)实验室检查

主要有白细胞计数和中性粒细胞比值升高,程度与病情严重程度有一定的相关性。当炎症波及肝组织可引起肝细胞功能受损,血清 GPT、GOT 和碱性磷酸酶(AKP)升高,当血总胆红素升高时,常提示肝功能损害较严重。

(四)超声检查

超声检查是目前诊断肝胆管疾病最常用的一线检查方法,对急性结石性胆囊炎诊断的准确率高达85%～90%。超声检查可显示胆囊肿大,囊壁增厚,呈现"双边征",胆囊内可见结石,胆囊腔内充盈密度不均的回声斑点,胆囊周边可见局限性液性暗区。

(五)CT

可见胆囊增大,直径常＞5 cm;胆囊壁弥漫性增厚,厚度＞3 mm;增强扫描动脉期明显强化;胆囊内有结石和胆汁沉积物;胆囊四周可见低密度水肿带或积液区(图 6-1)。CT 扫描可根据肝内外胆管有无扩张、结石影鉴别是否合并肝内外胆管结石。

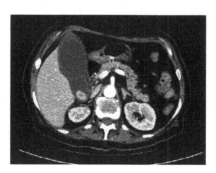

图 6-1　胆囊结石伴急性胆囊炎

(六)核素扫描检查

可应用于急性胆囊炎的鉴别诊断。经静脉注入^{99m}Tc-EHIDA,被肝细胞摄取并随胆汁从胆管排泄清除。因急性胆囊炎时多有胆囊管梗阻,故核素扫描时一般胆总管显示而胆囊不显影,若造影能够显示胆囊,可基本排除急性胆囊炎。

四、诊断

结合临床表现、实验室检查和影像学检查,即可诊断。注意与上消化道溃疡穿孔、急性胰腺炎、急性阑尾炎、右侧肺炎等疾病鉴别。当合并黄疸时,注意排除继发性胆总管结石。

五、治疗

(一)非手术治疗

为入院后的急诊处理措施,也为随时可能进行的急诊手术做准备。包括禁食,液体支持,解痉止痛,使用覆盖革兰阴性菌和厌氧菌的抗生素,纠正水电解质平衡紊乱,严密观察病情,同时处理糖尿病,心血管疾病等合并症。60%~80%的急性结石性胆囊炎患者可经非手术治疗获得缓解而转入择期手术治疗。而急性非结石性胆囊炎多病情危重,并发症率高,倾向于早期手术治疗。

(二)手术治疗

急性结石性胆囊炎最终需要切除病变的胆囊,但应根据患者情况决定择期手术、早期手术或紧急手术。手术方法首选腹腔镜胆囊切除术,其他还包括开腹手术、胆囊穿刺造瘘术。

1.择期手术

对初次发病且症状较轻的年轻患者,或发病已超过72小时但无紧急手术指征者,可选择先行非手术治疗。治疗期间密切观察病情变化,尤其是老年患者,还应注意其他器官的并存疾病,如病情加重,需及时手术。大部分患者通过非手术治疗病情可获得缓解,再行择期手术治疗。

2.早期手术

对发病在72小时内的急性结石性胆囊炎,经非手术治疗病情无缓解,并出现寒战、高热、腹膜刺激征明显、白细胞计数进行性升高者,应尽早实施手术治疗,以防止胆囊坏疽穿孔及感染扩散。对于60岁以上的老年患者,症状较重者也应早期手术。

3.紧急手术

对急性结石性胆囊炎并发穿孔应进行紧急手术。术前应尽量纠正低血压、酸中毒、严重低钾血症等急性生理紊乱,对老年患者还应注意处理高血压、糖尿病等合并症,以降低手术死亡率。

（三）手术方法

1.腹腔镜胆囊切除术

腹腔镜胆囊切除术（laparoscopic cholecystectomy，LC）为首选术式。

（1）术前留置胃管、尿管。采用气管插管全身麻醉。

（2）患者取头高脚低位，左倾15°。切开脐部皮肤1.5 cm，用气腹针穿刺腹腔建立气腹，CO_2 气腹压力12～14 mmHg。经脐部切口放置10 mm套管及腹腔镜，先全面探查腹腔。手术采用三孔或四孔法，四孔法除脐部套管外，再分别于剑突下5 cm置入10 mm套管，右锁骨中线脐水平和腋前线肋缘下5 cm各置入5 mm套管，三孔法则右锁骨中线和腋前线套管任选其一（图6-2和图6-3）。

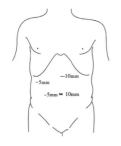

图6-2　四孔法LC套管位置

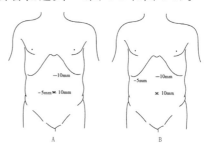

图6-3　三孔法LC套管位置

（3）探查胆囊：急性胆囊炎常见胆囊肿大，呈高张力状态。结石嵌顿于胆囊颈部，胆囊壁炎症水肿，甚至化脓、坏疽，与网膜和周围脏器形成粘连。先用吸引器结合电钩分离胆囊周围粘连，电钩使用时一定要位于手术视野中央。

（4）胆囊减压：于胆囊底部做一小切口吸出胆汁减压，尽可能取出颈部嵌顿的结石。

（5）处理胆囊动脉：用电钩切开胆囊浆膜，大部分急性胆囊炎的胆囊动脉已经栓塞并被纤维束包裹，不需刻意骨骼化显露，在钝性分离中碰到索条状结构，紧贴壶腹部以上夹闭切断即可。

（6）处理胆囊管：沿外侧用吸引器钝性剥离寻找胆囊管，尽量远离胆总管，确认颈部与胆囊管连接部后，不必行骨骼化处理，确认"唯一管径"后，靠近胆囊用钛夹或结扎锁夹闭胆囊管后离断。对于增粗的胆囊管可用阶梯施夹法或圈套器处理。胆囊管里有结石嵌顿则需将胆囊管骨骼化，当结石位于胆囊管近、中段时，可在结石远端靠近胆总管侧胆囊管施夹后离断；当结石嵌顿于胆囊管汇入胆总管部时，需剪开胆囊管大半周，用无创伤钳向切口方向挤压，尝试将结石挤出，不能直接钳夹结石，以避免结石碎裂进入胆总管。确认结石完整挤出后，夹闭胆囊管远端。

(7)处理胆囊壶腹内侧:急性炎症早期组织水肿不严重,壶腹内侧一般容易剥离。但一些肿大的胆囊壶腹会延伸至胆总管或肝总管后壁形成致密粘连无法分离,此时不能强行剥离,可试行胆囊大部分或次全切除,切除的起始部位应选择壶腹-胆囊管交接稍上方,要保持内侧与后壁的完整,切除胆囊体和底部。残留的壶腹部黏膜仍保留分泌功能,需化学烧灼或电灼毁损,防止术后胆漏,电灼时间宜短。

(8)剥离胆囊:胆囊炎症可波及肝脏,损伤肝脏易出现难以控制的出血,应"宁破胆囊,勿损肝脏",可允许部分胆囊黏膜残留于胆囊床,予电凝烧灼即可。剥离胆囊后胆囊床渗血广泛,可用纱块压迫稍许,然后电凝止血。单极电凝无效可改用双极电凝。

(9)取出胆囊:将胆囊及结石装入标本袋,由剑突下或脐部套管孔取出,亦可放置引流管后才取出胆囊。遇到巨大结石时,可使用扩张套管。

(10)放引置流管:冲洗手术创面,检查术野无出血、胆漏,于 Winslow 孔放置引流管,由腋前线套管孔引出并固定。解除气腹并缝合脐部套管孔。

(11)术中遇到下列情况应中转开腹:①胆囊组织质地偏硬,不排除癌变可能。②胆囊三角呈冰冻状,组织致密难以分离,或稍作分离即出现难以控制的出血。③胆囊壶腹内侧粘连紧密,分离后出现胆汁漏,怀疑肝总管、左右肝管损伤。④胆囊管-肝总管汇合部巨大结石嵌顿,有 Mirrizi 综合征可能。⑤胆肠内瘘。⑥胆管解剖变异,异常副肝管等。

(12)术后处理:包括继续抗生素治疗,外科营养支持,治疗并存疾病等。24～48 小时后观察无活动性出血、胆漏、肠漏等情况后拔除引流管。

2.其他手术方法

(1)部分胆囊切除术:术中胆囊床分离困难或可能出现大出血者,可采用胆囊部分切除法,残留的胆囊黏膜应彻底电凝烧灼或化学损毁,防止残留上皮恶变、形成胆漏或包裹性脓肿等。

(2)超声或 CT 引导下经皮经肝胆囊穿刺引流术(percutaneous transhepatic gallbladder drainage,PTGD):适用于心肺疾患严重无法接受胆囊切除术的急性胆囊炎患者,可迅速有效地降低胆囊压力,引流胆囊腔内积液或积脓,待急性期过后再择期手术。禁忌证包括急性非结石性胆囊炎、胆囊周围积液(穿孔可能)和弥漫性腹膜炎。穿刺后应严密观察患者,警惕导管脱落、胆汁性腹膜炎、败血症、胸腔积液、肺不张、急性呼吸窘迫等并发症。

六、几种特殊类型急性胆囊炎

(一)急性非结石性胆囊炎

指胆囊有明显的急性炎症但其内无结石,多见于男性及老年患者。病因及发病机制尚未完全清楚,推测发病早期由于胆囊缺血及胆汁淤积,胆囊黏膜因炎症、血供减少而受损,随后细菌经胆管、血液或淋巴途径进入胆囊内繁殖,发生感染。急性非结石性胆囊炎往往出现在严重创伤、烧伤、腹部大手术后、重症急性胰腺炎、脑血管意外等危重患者中,患者常有动脉粥样硬化基础。

由于并存其他严重疾病,急性非结石性胆囊炎容易发生漏诊。在危重患者,特别是老年男性,出现右上腹痛和/或发热时,应警惕本病发生。及时行 B 超或 CT 检查有助于早期诊断。B 超影像特点:胆囊肿大,内无结石,胆汁淤积,胆囊壁增厚>3 mm,胆囊周围有积液。当存在肠道积气时,CT 更具诊断价值。

本病病理过程与急性结石性胆囊炎相似,但病情发展更快,易出现胆囊坏疽和穿孔。一经确诊,应尽快手术治疗,手术以简单有效为原则。在无绝对禁忌证时,首选腹腔镜胆囊切除术。若病情不允许,在排除胆囊坏疽、穿孔情况下,可考虑局麻行胆囊造瘘术,术后严密观察炎症消退情况,必要时仍需行胆囊切除术。术后给予抗休克,纠正水、电解质及酸碱平衡紊乱等支持治疗,选用广谱抗生素或联合用药,同时予以心肺功能支持,治疗重要脏器功能不全等。

(二)急性气肿性胆囊炎

临床上不多见,指急性胆囊炎时胆囊内及其周围组织内有产气细菌大量滋生产生气体积聚,与胆囊侧支循环少、易发生局部组织氧分压低下有关。发病早期,气体主要积聚在胆囊内,随后进入黏膜下层,致使黏膜层剥离,随病情加重气体可扩散至胆囊周围组织,并发败血症。本病易发于老年糖尿病患者,临床表现为重症急性胆囊炎,腹部 X 线检查及 CT 有助诊断,可发现胆囊内外有积气。注意与胆肠内瘘,十二指肠括约肌功能紊乱引起的胆囊积气,及上消化道穿孔等疾病相鉴别。气肿性胆囊炎患者病情危重,可并发坏疽、穿孔、肝脓肿、败血症等,死亡率较高,15%～25%,应尽早手术治疗,手术治疗原则与急性胆囊炎相同。注意围术期选用对产气杆菌有效的抗生素,如头孢哌酮与灭滴灵联用。

(三)胆囊扭转

指胆囊体以胆囊颈或邻近组织器官为支点发生扭转。胆囊一般由腹膜和结缔组织固定于胆囊床,当胆囊完全游离或系膜较长时,可因胃肠道蠕动、体位突然改变或腹部创伤而发生顺时针或逆时针扭转。病理上主要以血管及胆囊管受压嵌闭为特征,病变严重性与扭转程度及时间密切相关。扭转 180°时,胆囊管即扭闭,胆汁淤积,胆囊肿大。超过 180°为完全扭转,胆囊静脉受压回流受阻,表现为胆囊肿大,胆囊壁水肿增厚,继而动脉受累,胆囊壁出现坏疽、穿孔。当扭转达360°时,胆囊急性缺血,胆囊肿大,呈暗红甚至黑色,可有急性坏疽,但穿孔发生率较低。

本病临床罕见,误诊率高,扭转三联征有助提示本病:①瘦高的老年患者,特别是老年女性,或者合并脊柱畸形。②典型的右上腹痛,伴恶心、呕吐,病程进展迅速。③查体可扪及右上腹肿块,但无全身中毒症状和黄疸,可有体温脉搏分离现象。扭转胆囊在 B 超下有特殊影像:胆囊锥形肿大,呈异位漂浮状,胆囊壁增厚。由于胆囊管、胆囊动静脉及胆囊系膜扭转和过度伸展,在胆囊颈的锥形低回声区混杂有多条凌乱的纤细光带,但后方无声影。CT 检查见胆囊肿大积液,与肝脏分离。磁共振胆管成像(MRCP)可清晰显示肝外胆管因胆囊管扭转牵拉呈"V"形。

高度怀疑或确诊胆囊扭转均应及时手术,首选腹腔镜胆囊切除术。因胆囊扭转造成胆囊三角解剖关系扭曲,可先复原正常胆囊位置,以利于保护胆总管。

第三节　慢性胆囊炎

慢性胆囊炎是胆囊慢性炎症性病变。大多数合并胆囊结石,也有少数为非结石性胆囊炎。临床上可表现为慢性反复发作性上腹部隐痛、消化不良等症状。

一、病因和发病机制

(一)病因

慢性胆囊炎多发生于胆石症的基础上,且常为急性胆囊炎的后遗症。其病因主要是细菌感染和胆固醇代谢失常。常见的病因有下面几条。

1.胆囊结石

结石可刺激和损伤胆囊壁,引起胆汁排泌障碍。约 70% 慢性胆囊炎的患者胆囊内存在结石。

2.感染

感染源常通过血源性、淋巴途径、邻近脏器感染的播散和寄生虫钻入胆管而逆行带入。细菌、病毒、寄生虫等各种病原体均可引起胆囊慢性感染。慢性炎症可引起胆管上皮及纤维组织增生,引起胆管狭窄。

3.急性胆囊炎的延续

急性胆囊炎反复迁延发作,使胆囊纤维组织增生和增厚,病变较轻者,仅有胆囊壁增厚,重者可以显著肥厚,萎缩,囊腔缩小以至功能丧失。

4.化学刺激

当胆总管和胰管的共同通道发生梗阻时,胰液反流进入胆囊,胰酶原被胆盐激活并损伤囊壁的黏膜上皮。另外,胆汁排泌发生障碍,浓缩的胆盐又可刺激囊壁的黏膜上皮造成损害。

5.代谢紊乱

由于胆固醇的代谢发生紊乱,而致胆固醇沉积于胆囊的内壁上,引起慢性炎症。

(二)发病机制

1.胆管嵌顿

胆囊是胆囊管末端的扩大部分,可容胆汁 30～60 mL,胆汁进入胆囊或自胆囊排出都要经过胆囊管,胆囊管长 3～4 cm,直径2～3 mm,胆囊管内黏膜又形成 5～7 个螺旋状皱襞,使得管腔较为狭小,这样很容易使胆石、寄生虫嵌入胆囊管。嵌入后,胆囊内的胆汁就排不出来,这样,多余的胆汁在胆囊内积累,长期滞留和过于浓缩,对胆囊黏膜直接刺激而引起发炎。

2.胆囊壁缺血、坏死

供应胆囊营养的血管是终末动脉,当胆囊的出路阻塞时,由于胆囊黏膜仍继续分泌黏液,造成胆囊内压力不断增高使胆囊膨胀、积水。当胆囊缺血时,胆囊抵抗力下降,细菌就容易生长繁殖,趁机活动起来而发生胆囊炎。

3.胆汁蓄积

由于胆囊有储藏胆汁和浓缩胆汁的功能,因此胆囊与胆汁的接触时间比其他胆管长,而且,接触的胆汁浓度亦高,当此时人的胆管内有细菌时,就会发生感染,形成胆囊炎的机会当然也就增多了。

二、临床表现

(一)症状

许多慢性胆囊炎患者可无临床症状,只是在手术、体格检查时发现,称为无痛性胆囊炎。本病的主要症状为反复发作性上腹部疼痛。腹痛多发于右上腹或中上腹部,腹痛常发生于晚上和饱餐后,常呈持续性疼痛。当胆总管或胆囊管发生胆石嵌顿时,则可发生胆绞痛,疼痛一般经过 $1\sim6$ 小时可自行缓解。可伴有反射性恶心、呕吐等症状,但发热和黄疸不常见,于发作的间歇期可有右上腹饱胀不适或胃部灼热、嗳气、反酸,厌油腻食物、食欲缺乏等症状。当慢性胆囊炎伴急性发作或胆囊内浓缩的黏液或结石进入胆囊管或胆总管而发生梗阻,呈急性胆囊炎或胆绞痛的典型症状。

(二)体征

体格检查可发现右上腹部压痛,发生急性胆囊炎时可有胆囊触痛或 Murphy 征阳性。当胆囊膨胀增大时,右上腹部可扪及囊性包块。

三、诊断要点

(一)症状和体征

有部分患者可无特殊症状,一般主要症状为反复发作性上腹痛。可伴有恶心呕吐等症状,于间歇期有胃部灼热,反酸等胃肠道症状,但发热黄疸不常见。查体上腹部压痛,当胆囊膨胀增大时,右上腹部可扪及囊性包块。

(二)实验室检查

血常规:白细胞总数升高。

(三)影像学检查

1.超声检查

超声检查是最重要的辅助手段,可测定胆囊和胆总管的大小,胆石的存在及囊壁的厚度,尤其对结石的诊断比较准确可靠。见图6-4。

2.放射学检查

腹部 X 片可显示胆囊膨胀和阳性结石的征象,罕见的胆囊钙化(瓷瓶胆囊)有并发胆囊癌的特殊临床意义。胆囊、胆管造影术可以发现胆石胆囊变形缩小及胆囊浓缩和收缩功能不良等慢性胆囊炎征象,口服双倍量造影剂有利于胆囊显影及测定胆囊浓缩和收缩功能。

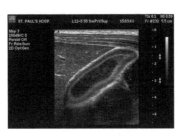

图 6-4　慢性胆囊炎

(四)放射性核素扫描

用 ^{99m}Tc-PMT 静脉注射行肝胆动态显像,如延迟超过 1～4 小时才显示微弱影像,而肠道排泄正常,首先考虑慢性胆囊炎。如静脉注射辛卡利特(sincalide,人工合成缩胆囊素)0.02 mg/kg,或缩胆囊素(cholecystokinin,CCK)后 30 分钟,如胆囊排除率＜40％,支持慢性胆囊炎伴胆囊收缩功能障碍的诊断。

四、治疗原则

(一)内科治疗

非结石性慢性胆囊炎患者以及结石性慢性胆囊炎患者症状较轻无反复发作者,可内科保守治疗。嘱患者平时低脂饮食,可口服消炎利胆片 6 片每日 3 次或 33％～50％硫酸镁 10 mL 每日 3 次,另外可口服一些溶石或排石的中药。腹痛明显者可用抗胆碱能药物解除平滑肌痉挛。经常保持愉快的心情,注意劳逸结合,寒温适宜。劳累、气候突变、悲观忧虑均可诱发慢性胰腺炎急性发作。

(二)外科治疗

对于有症状特别是反复急性发作的慢性胆囊炎,伴有较大结石,胆囊积水或有胆囊壁钙化者以及反复发作胆绞痛、胆囊无功能者行胆囊切除术是一个合理的根本治疗方法,但对仅有胆绞痛的胆囊病变较轻的患者,行胆囊切除后症状多不能缓解。

手术适应证有以下几点。

(1)临床症状严重,药物治疗无效,病情继续恶化,非手术治疗不易缓解的患者。

(2)胆囊肿大或逐渐增大,腹部压痛明显,腹肌严重紧张或胆囊坏疽及穿孔,并发弥漫性腹膜炎者。

(3)急性胆囊炎反复发作,诊断明确,经治疗后腹部体征加重,有明显腹膜刺激征者。

(4)化验检查,血中白细胞明显升高,总数在 $20 \times 10^9 / L$ 以上者。

(5)黄疸加深,属总胆管结石梗阻者。

(6)畏寒,寒战,高热并有中毒休克倾向者。

第四节 原发性胆管癌

原发性胆管癌主要指左右肝管、肝总管、胰腺上胆总管及胆管末端的原发性恶性肿瘤。一般将胆管末端癌肿归入壶腹周围癌中一并讨论,而由肝内胆小管发生的胆管细胞癌,则归入原发性肝癌中讨论。根据西方文献记载,胆管癌在常规尸检时的发现率为 $0.01\% \sim 0.46\%$,胆管癌在胆管手术中的发病率平均为 $0.29\% \sim 0.73\%$,但是胆管癌的发病率在日本和我国均较高;根据发病的部位,则以上段胆管癌的发病率高,国内外均有共同特点。本病发病年龄多为 $50 \sim 70$ 岁,40 岁以下少见,患者中以男性为多,男性与女性的比为 $(2 \sim 2.5):1$。

胆管癌的预后不佳。手术切除组一般平均生存期为 13 个月,很少存活 5 年。单纯胆管内引流或外引流,其平均生存期仅 $6 \sim 7$ 个月,很少超过 1 年。一般认为作胆肠内引流的患者较外引流者生存率高。

一、病因

胆管癌的确切病因尚不清楚。临床资料统计显示,胆管癌合并胆管结石者,国内文献统计报道为 16.9%,国外为 $20\% \sim 57\%$。各类胆管癌中以中段胆管癌伴发结石较高,约占 35.3%。因此认为胆总管长时间受到结石的慢性刺激,上皮发生增生性改变,可能与胆管癌的发生有关。有人提出慢性溃疡性结肠炎、肝脏华支睾吸虫感染及先天性胆总管囊肿患者较易发生胆管癌。慢性溃疡性结肠炎约有 9% 的病例并发胆管癌,而先天性胆总管囊肿的癌变率为 $1\% \sim 5\%$,较正常人高 20 倍,尤其以 I 型胆总管囊肿病例更多见。如作囊肿肠道内引流术,在残留的囊肿内继发癌肿的发生率可高达 50%,$5\% \sim 7\%$ 癌肿发生在囊肿的后壁。至于原发性硬化性胆管炎和胆管癌的关系,迄今仍无定论,据统计 $20\% \sim 30\%$ 的长期罹患 PCC 的患者可发生胆管癌,这可能与胆汁淤滞和感染有关,使胆管上皮长期遭受胆汁中的有毒物质、致癌物质,以及慢性炎症的反复损害和刺激,胆管上皮细胞可异型增生和肠上皮化生,甚至诱发癌变。但也有学者认为根本不存在原发性硬化性胆管炎,因经长期随访或术中多次的取样活检,最后结果都证实为癌肿,因而原发性硬化性胆管炎的本质就是一种进展缓慢的胆管癌。

二、病理

胆管癌可发生在胆管的任何部位:①上段癌,癌肿位于肝总管和左右肝管汇总处及其近侧胆管的癌,又称 Klastkin 肿瘤,其发生率在胆管癌中占 40%～76%;②中段癌,指癌肿位于胆囊管到十二指肠上缘一段的胆总管癌;③下段癌:癌肿位于十二指肠下缘一段的胆总管癌。

胆管癌通常表现为 3 种形态:①乳头状型,最少见,可发生于胆管的任何部位,癌组织除主要向管腔内生长外,亦可进一步向管壁浸润性发展,如能早期切除,成功率高,预后较好。但此型病灶有时波及胆管的范围较大,或呈多发性病灶;②管壁浸润型,可见于胆管的任何部位,此型最多见。癌肿可在肝内、外胆管广泛浸润,难以确定肿瘤的原发部位,切除困难,预后不佳;③结节型,较管壁浸润型少见。肿瘤呈结节状向管腔内突出,基底宽,向周围浸润程度较轻,手术切除率较高,预后较好。

胆管癌的组织学类型最主要为分化较好的腺癌:①高分化胆管腺癌,占胆管癌 60%～70%,癌组织在胆管壁内缓慢而呈浸润性生长,可环绕整个管壁,也容易向胆管壁上下蔓延而无明显界限,或肿瘤呈团块状生长;②乳头状腺癌,占胆管癌 15%～20%,多数为分化较好的腺癌,癌组织有同时向胆管腔内和胆管壁内浸润生长的现象;③低分化腺癌,少见,癌组织部分呈腺体结构,部分为不规则的实质肿块,亦可在管壁内浸润生长;④未分化腺癌,较少见,癌细胞在胆管壁内弥漫性浸润,间质少,癌组织侵袭性较大,常可浸及胆管周围脂肪组织或邻近器官;⑤印戒细胞癌,罕见。其他罕见的如鳞状细胞癌、类癌等偶见报道。胆管癌的早期,多数肿瘤生长缓慢,发生转移者少见,其转移主要是沿着胆管壁向上、向下缓慢地浸润扩散。少数肿瘤生长迅速,早期即可发生转移,可累及整个胆管。上段胆管癌可直接侵及肝脏,中下段胆管癌可直接扩展至胆囊、肝总管、胆总管甚至整个胆管,其部位有时难以确定。区域性胆管周围淋巴结常有侵犯,最常见的淋巴转移为肝门部淋巴结,并向胰十二指肠和腹腔内以及肠系膜上血管的周围淋巴结扩散。高位胆管癌易侵犯门静脉,并可形成癌性血栓,导致肝内转移。胆管癌经血液发生远隔器官转移者较少。

三、临床表现

60 岁以上男性发病较多。其主要症状有进行性加重的梗阻性黄疸伴上腹部胀痛、恶心、呕吐、体重减轻、皮肤瘙痒、发热等。少数患者出现胆管炎的表现，部分患者出现食欲减退，尿色深黄，粪便呈陶土色等，如癌肿破溃可出现胆管出血、黑便、贫血等。检查皮肤、巩膜黄染、肝肿大、质硬，胆囊是否肿大，随胆管癌的部位而异。胆管癌如位于胆囊颈管与肝总管汇合处肝总管的近端，胆囊即不出现肿大。由于胆管癌多发生于上 1/3 胆管处，故胆囊肿大者不多见。胆管癌到了晚期可出现腹水和门静脉高压症状。实验室检查血清胆红素和碱性磷酸酶（AKP）增高明显。Tompkins 发现 91％的早期胆管癌血清胆红素超过0.05 mmol/L,50％的患者血清胆红素超过 3.4 mmol/L。病情进一步发展者则会出现肝功能损害改变，如转氨酶、γ-谷氨酰转肽酶增高。

四、诊断与鉴别诊断

胆管癌诊断方面应根据上述临床表现，体格检查，再辅以辅助性检查，基本上能得以确诊。由于 B 超及经皮肝穿刺胆管造影（PTC）的应用，胆管癌的诊断在手术前已变得可能。凡黄疸患者，首选 B 超检查。B 超检查可区别黄疸是肝外型或肝内型，可确定癌肿部位、形态和范围，但 B 超不能确定病变性质，也难以判别胆管狭窄或肿块是肿瘤还是炎性肿块。因而如发现肝外梗阻而又不是结石时，应进一步选用 PTC 检查以确定诊断。PTC 在诊断胆管癌方面有较高价值。它能显示胆管癌部位近端胆管不同形态及癌肿侵犯情况，还可以判断病灶范围。有报道其确诊率达 94％～100％。术前根据 PTC 影像可提供手术方式选择，以减少术中的盲目性探查。此外经十二指肠纤维内镜逆行胰胆管造影（ERCP）可观察胆管下端乳头部位癌灶，并可活检以明确病理学诊断，ERCP 配合 PTC 造影可明确癌灶浸润胆管的范围。但如果胆管完全梗阻时，造影不能了解癌肿的近侧浸润范围，是 ERCP 不如 PTC 之处。CT 在胆管癌的诊断方面能显示癌灶部位，大小以及肝内胆管扩张情况。但 CT 不能显示胆系全貌影像，因而对胆管癌的临床实用价值不高。MRI 和 CT 的效果相当。可做不同切面的成像图以增加对肝内胆管系统改变的立体影像。CT 和 MRI 可通过系列的肝门部位体层扫描，系统了解肝内胆管的改变、肿瘤的范围、有无肝转移。为了清楚了解肝门部入肝血流情况及胆管癌与肝门部诸血管的关系，以及门静脉有无被肿瘤侵犯或癌栓有无形成，可应用选择性肝动脉造影和经肝门静脉造影。胆管癌多属血供较少的肿瘤，血管造影一般不能对肿瘤的性质及范围做出诊断，主要显示肝门处血管是否受到侵犯。若肝固有动脉及门静脉主干受侵犯，则表示肿瘤有肝外扩展，难以施行根治性切除，但还需区别血管是受转移还是肿瘤直接侵犯，以便在手术前初步判断定癌肿能否切除或做何种手术,从而预先作好充分准备。血管造影术可较好地判定胆管癌能否被切除,但血管造影不能显示已经癌转移的情况。我们认为,如果上述检查仍不能确定是否为恶性肿瘤的病例,应早期进行剖腹探查,并取术中病理以防误诊。但有时亦会发生困难,由于胆管癌常在胆管壁内呈潜行性生长,故较难取到合适的标本,切片中常显现为一堆癌细胞被致密的纤维细胞包围,此时常不易与原发性硬化性胆管炎相鉴别,往往经多次多处取病理切片检查,才能明确诊断。测定血清中糖抗原 CA19-9 和 CA50 的浓度来协助诊断,有一定参考价值。

在鉴别诊断方面,胆管癌致黄疸应与黄疸性肝炎相鉴别,及时B超检查如发现肝内胆管扩张,胆管内有不伴声影响的光团时,要进一步行 PTC 或 ERCP 检查。胆管癌又常与肝胆管结石并存,国内统计为 16.9%。如果肝胆管结石手术治疗时,如探查发现肝胆管壁增厚、狭窄、变硬明显,术中应选快速病理切片检查,以明确诊断。胆管炎患者,尤其是高龄者,胆管炎经抗炎治疗体温下降,而黄疸不见好转且加深者,要考虑为胆管癌可能。此外胆管癌应与胰头癌,壶腹部癌相鉴别。

五、治疗

目前治疗胆管癌最有效的手段仍为手术切除。其目的为清除肿瘤和恢复胆管的通畅。但由于胆管癌的生物学行为,决定了其手术切除率较低的临床特征。特别是上部胆管癌由于解剖关系复杂,切除难度更大,文献报道能手术切除的胆管癌为 5%～50%,平均为 20%。手术切除能得到最佳治疗效果,因此有学者提出除了:①局部转移,腹膜种植不包括在切除范围内;②肝蒂外淋巴结转移;③双侧肝内转移;④双侧二级以上肝管侵犯;⑤肝固有动脉或左右肝动脉同时受累(血管造影发现);⑥双侧门静脉干受累(血管造影发现)等情况外,所有肝门部胆管癌患者宜积极手术探查,争取切除。胆管癌的治疗原则是:早期病例以手术切除为主,术后配合放疗及化疗,以巩固和提高手术治疗效果;而对于不能切除的晚期病例,应施行胆管引流手术,以解除胆管梗阻,控制胆管感染,改善肝功能,减少并发症,改善患者生活质量,延长患者生命。凡能耐受手术的患者,都应考虑手术治疗。

(一)术前准备

由于胆管癌所致的胆管梗阻,因而患者肝功均有不同程度的受损。高胆红素血症,低蛋白血症,免疫功能低下和/或合并的胆管感染等。术后并发症亦明显增多。为提高手术效果,减少并发症,降低手术死亡率,术前应根据病情给予必要的术前准备。

具体措施包括:①营养支持,给于大量维生素 C、维生素 K,纠正电解质、酸碱平衡紊乱,护肝治疗。低蛋白血症、贫血者,应补充新鲜血、清蛋白及支链氨基酸等,力争使血色素上升达10 g/L,血清清蛋白>30 g/L。同时,术前 3 天经静脉途径给予广谱抗生素和甲硝唑;②患者情况较差,黄疸时间长,有腹水者,还要应用内科治疗方法消除腹水;③关于术前胆管减压,目前仍有不同看法,有人主张对深度黄疸患者(胆红素超过171 μmol/L时)术前行 PTCD 或鼻胆管引流,经过 10～14 天引流,血清胆红素水平下降到一定程度后考虑手术。但有些患者虽经胆管减压而胆红素下降并不理想,这既延误了手术时间又要承担 PTCD 引流本身带来的一些并发症,特别是胆管感染的风险,因此不主张术前采用 PTCD 减黄,而强调术前做好充分准备的前提下尽早手术解除梗阻,大多数学者更趋向后一种主张。

(二)手术切除可能性的判断

一般根据术前 PTC、CT 和 SCAG 初步估计肿瘤可否切除,但最后仍需依赖术中所见和术中超声,还可采用术小经肝穿刺胆管造影加以判断。

Iwasaki 认为具有下列条件的胆管癌有切除的可能性:①门静脉和肝动脉未被肿瘤侵犯;②非肿瘤侧的门静脉和肝动脉未被癌肿侵犯;③远端胆总管应有足够长的正常胆总管以便切除;④胆管癌侵犯近端胆管,至少必须有一侧胆管的二级分支联合部是正常的。

如遇下列情况则不宜行根治性切除:①局部肿瘤转移,如腹膜表面或大网膜上有肿瘤转移结节;②肝、十二指肠韧带外的肝胆管受累;③血管造影显示双侧肝动脉及主干受累;④血管造影显示双侧门静脉其主干受累。

(三)切除的手术方式

一般根据肿瘤所在的部位不同以及分型不同而采取相应的术式。上段胆管癌,由于其解剖位置特殊,肿瘤易侵犯肝门区的重要血管、肝胆管和肝实质致使手术复杂且切除困难,是胆管癌手术治疗中存在的主要问题和困难。由于诊疗技术的进步,手术技巧的提高,胆管癌的切除率已由过去的 15%～20%提高到 50%～60%,有的甚至达到 75%左右,手术死亡率降至 0～9%,1,3,5 年生存率分别为 48%,29%～30%,6%～12.5%。手术切除的范围包括:十二指肠上方的整个胆管、胆囊管、胆囊、肿瘤和近端的肝管,以及十二指肠上方的肝十二指肠韧带内的组织,包括相应的淋巴结;对于浸润较广泛的肿瘤,可能需行肝切除,然后行肝管-空肠 Rouxen-Y 吻合以重建胆汁流通道。具体地讲,对左、右肝管汇合部以下(Ⅰ型)的胆管癌,可采用肝门部胆管、胆总管及胆囊切除,胆肠吻合术;对肝总管痖或肝管分叉部癌(Klatskin 瘤)(Ⅰ型或Ⅱ型),可采用肝方型叶或加部分右前叶切除及肝门部胆管、肝管切除,胆肠吻合术;对左肝管及肝总管的胆管癌(Ⅲ型),可采用肝方型叶或左半肝切除及肝门部胆管、肝外胆管切除、胆肠吻合术;对来源于右肝管,侵犯肝总管的胆管癌(Ⅳ型),可采用肝方型叶或右半肝切除及肝门部胆管、肝外胆管切除,胆肠吻合术;对侵犯左、右二级分支以上肝管并侵犯尾状叶肝管的胆管癌(Ⅴ型),可采用超半肝或三叶肝切除及肝门部胆管、肝外胆管、部分尾状叶切除、胆肠吻合术。肝门部胆管癌连同肝叶和尾状叶切除,是肝胆外科很复杂的手术,创伤大,死亡率高。在术中探查时,可先切开上部胆管,在直视下观察尾状叶肝管开口,然后沿肝总管与门静脉间隙向肝门部分离,显露门静脉汇合部及左右于前壁,触诊其上方,若有肿块,再切除肝方叶或半肝及肝门部胆管和尾状叶。

胆管癌病变可沿黏膜下浸润,为防止肝侧残留病变。至少应在距肿瘤1.0 cm处切断胆管,且在术中应行肝侧胆管断端快速病理检查,以排除残留病变。

部分学者不同意对胆管癌进行根治性切除,其理由是胆管癌的生物学特征已决定患者预后不佳,切除术并不能使之改善,建议用姑息手术加其他辅助治疗作为主要治疗手段,究竟如何选择治疗方案还应根据具体病例、医院条件、医生的技术水平等情况加以确定。

(四)姑息性手术治疗

由于胆管癌起病隐匿,根治困难,国内资料报道,高位胆管癌切除率仅为10.4%左右,而达到根治目的的病例更少,因而对无法行根治切除的胆管癌,多数学者主张术中应设法解除胆管梗阻和建立通畅的胆肠内引流,据报道,经胆管引流减压后,可使患者生存期自 9.9 个月延长到 25.3 个月,同时胆管梗阻解除后,可使患者肝功能得到改善,进而改善患者的生活质量,并为其他治疗创造条件。单纯胆管外引流不仅可引起大量胆汁丧失,尚可引起胆管感染、结石形成,进而阻塞引流管等,故现已很少采用此种方法。

1.胆肠内引流术

术式较多,主要根据肿瘤的部位而选择相应的术式。如为中下部胆管癌可选择胆总管、空肠 Roux-Y 手术,也可用胆总管加十二指肠内引流术。但应注意无论选用何种术式,吻合口均应尽量远离肿瘤部位以免发生阻塞。对于上段胆管癌的内引流问题较多,如肿瘤尚未侵及肝门,则不行肝管或左右肝管汇合部、空肠 Roux-Y 吻合术。如肿瘤已侵及肝门者,可行 Longmine 手术,即经肝左叶第 Ⅱ 肝管行胆肠内引流术。但从手术需切除肝左外叶,创伤大,且不适用于分叉部阻塞的肝管癌。如果肝左叶尚正常,可采用经肝圆韧带途径行左第 Ⅲ 肝管、空肠 Roux-Y 吻合术。如果左右肝管分叉部受肿瘤浸润梗阻,则须同时行双侧胆肠吻合术。如果左例肝管阻塞,右侧代偿扩张时,可单独引流右侧肝管。由于右肝管较短,很难直接作胆肠吻合术,此时可经肝右叶第 Ⅴ 肝管途径实现内引流术。即将空虚的胆囊在肝脏腹膜连结处切除,从肝脏上分离下来,保留胆囊血供,显露肝裸面,在胆囊床部进行穿刺,寻找肝内胆管,分开肝实质显露扩大的右肝前叶胆管支,将肝管与胆囊作吻合。再作胆囊空肠 Roux-Y 吻合术。

2.桥式胆肠内引流术

(1)体外:选择肿瘤上方扩张的胆管后,置入 T 或 V、Y 型管,然后行空肠造瘘,术后 1 周将 T 管与空肠造瘘管连接,但胆汁经导管转流入肠道。我们采用此法行千余例高位胆管癌患者,手术创伤小,术后恢复快,多用于晚期高位胆管癌或胆囊癌无法根治切除患者。

(2)体内:探查胆管癌上方扩张的胆管与十二指肠降部中点的距离,再加 10 cm 为架桥所需管长。选择 22～24 号 T 型管,长壁端 4 cm 范围内剪 3～4 个侧孔。纵行切开肿瘤上方扩张的胆管的前壁 1.5 cm,吸净胆汁、置入已修剪过的 T 管短臂,间断缝合胆管壁。在十二指肠降部外侧浆肌层作一荷包缝合,剪开肠壁,插入 T 管长臂,收紧荷包,缝合固定管壁后填入大网膜,完成桥式内引流。桥式内引流术式简单,手术创伤小,又达到了内引流之目的,避免了胆汁丧失,水电解质和酸碱平衡紊乱、肠道菌群失调和消化不良等并发症的发生,尤其适合晚期胆管癌无法行根治性手术或技术条件所限的广大基层医院。

3.置管外引流术

可采用将 T 型管或 V、Y 型管等通过肿瘤占据的管腔达到梗阻上方的扩张肝管和下方的肠管,并将该管引出体外,以便减压、注药或更换新管。此类手术较为简单,在无条件行内引流术时可考虑应用。

(五)辅助性放疗

辅助性放疗对肝门部胆管癌的治疗效果还存在争议。有肿瘤残留或不能切除的胆管癌,有人建议采用常规放射治疗,但对生存期的益处还没有被证实。外线束放疗或管腔内的近距离放射疗法在小样本病例研究中已表明可能有作用。

它可以降低胆管压力及缓解疼痛。但是当前,还没有足够的数据支持某一措施作为常规治疗。放疗的不同强化方法比如近距离放射疗法、术中放射疗法以及化疗和放疗结合(化放疗)已经应用。最常见的放疗形式是外线束放射治疗。

外线束放疗的效果也存在争议。有人认为它是新辅助或辅助(手术前或后)治疗或非手术胆汁引流后控制肿瘤的一种确定性治疗方法,通常的剂量是 42～50 Gy。最近有人将 91 例患者分成三组:单独切除病灶;切除病灶＋外线束放疗;以及切除病灶＋外线束放疗＋近距离放射疗法,结果发现外线束放疗对生存期有益。胆管置入支架(经内镜或经皮肝穿刺)后。也可采用外线束放射治疗,据报道可以延长平均生存期、减少支架阻塞和提高生活质量。而 Johns Hopkins 研究所的前瞻性研究(到目前是唯一的)了 50 例胆管癌患者,其中行病灶切除 31 例;胆汁引流 19 例。分别接受外线束放疗 23 例;非放疗27 例。结果发现外线束放疗无论对生存期还是生活质量都没有益处。

回顾性研究已表明外线束放疗与近距离放射疗法联合使用对生存期有帮助。通过这种联合治疗,10％～20％的患者可存活 2 年。其主要局限性是并发症发生率高,比如 Roux 臂狭窄、上消化道出血、门静脉阻塞、腹水和胆管炎(发生率高达40％～50％)。

从理论上,采用术中放疗伴外线束放射治疗。可对高度危险复发区域——肝管残端、门静脉、肝动脉分支和肝脏实质产生单次大剂量的辐射(27.5～35 Gy)。63 例ⅣA 期胆管癌患者采用术中放疗结合外线束放疗,5 年生存率有明显的改善(单纯切除病灶的 5 年生存率是 10.5％;而病灶切除＋外线束放疗＋术中放疗的 5 年生存率是 33.9％,$P＝0.01$)。有回顾性分析表明:切缘组织学检查为阳性的患者 5 年生存率可因接受术后体外放疗而增加。然而,这一结论还未被其他研究证实,且缺乏前瞻性随机试验。

(六)辅助性化疗

有远处转移的患者是全身化疗候选者。但目前胆管癌的化疗经验有限,仅有一些Ⅱ期临床试验。最近统计的部分研究病例数少,均系回顾性、单中心研究,缺乏对照组,所以数据质量差。迄今为止,化疗还未表现出对胆管癌患者的生存率有实质性改善。大部分胆管癌的化疗研究是针对单独采用氟尿嘧啶、或与其他药物比如顺铂、甲氨蝶呤、亚叶酸钙、丝裂霉素 C 或干扰素 α 等联合用药。单独使用氟尿嘧啶并没有什么效果。有研究认为氟尿嘧啶与顺铂联合使用是标准治疗之一,据报道反应率为 20％～40％,其他药物比如干扰素 α 和丝裂霉素 C 与氟尿嘧啶联用时反应率是 10％～30％。最近,正在研究一些不同的、新的抗癌药物用于治疗进展期胆管癌。据报道其中有一种核苷类似物(吉西他滨)对治疗进展期胆管癌有效果。

(七)新的辅助性放化疗

从理论上,放疗和化疗的结合对于不能切除胆管癌的治疗是非常有吸引力的。由于手术姑息切除肝门部胆管癌后,放、化疗亦不能延长生存期或提高生活质量,故有人提出了新的辅助性放化疗,即先化疗,随后手术,术后再行化疗及放疗。其理论基础是术前或放疗前行有效地联合化疗,尽可能地杀死大量的敏感肿瘤细胞,然后再手术切除或放疗破坏残存的包括对化疗不敏感的癌细胞。达到治愈肿瘤的目的。现有学者将此方案用于治疗肝门部胆管癌。氟尿嘧啶的潜在放射敏感效应提示:放化疗的联合应用要比单独运用有效。然而这种放化疗的联合使用还没有相关的前瞻性研究结果。

第七章 胰腺疾病

第一节 急性胰腺炎

急性胰腺炎是多种病因导致胰管内高压,腺泡细胞内酶原提前激活而引起的胰腺组织自身消化所致的胰腺水肿、出血甚至坏死等炎性损伤。临床以急性上腹痛及血淀粉酶或脂肪酶升高为特点。多数患者病情轻,预后良好;少数重症患者可伴发多器官功能障碍及胰腺局部并发症,病死率高。

一、病因

(一)胆道疾病

胆石症、胆道感染、胆道蛔虫病等胆道疾病至今仍是我国急性胰腺炎的主要促发因素。其中胆石症最为常见。由于在解剖上 70%～80% 的胰管与胆总管汇合成共同通道开口于十二指肠壶腹部,一旦结石、蛔虫嵌顿在壶腹部或胆管内炎症、胆石移行时损伤 Oddi 括约肌等,将使胰管流出道不畅,胰管内高压。胆囊炎时细菌毒素、炎症介质通过胆胰间淋巴管交通支扩散到胰腺,活化核因子-κB(nuclearfactor-κB,NF-κB)。

(二)酒精及过度饮食

酒精及过度饮食可促进胰液分泌,当胰管流出道不能充分引流大量胰液时,胰管内压升高,腺泡细胞内酶原提前活化,引发炎性损伤。此外,酒精在胰腺内氧化代谢时产生大量活性氧,也有助于激活 NF-κB 等炎症介质。

(三)胰管阻塞

胰管结石、蛔虫、狭窄、肿瘤(壶腹周围癌、胰腺癌)可引起胰管阻塞和胰管内压升高。胰腺分裂是一种胰腺导管的先天发育异常,即主、副胰管在发育过程中未能融合,当副胰管经狭小的副乳头引流大部分胰腺的胰液,引流不畅导致胰管内高压。

(四)手术与创伤

腹腔手术、腹部钝挫伤等损伤胰腺组织或胰腺严重血液循环障碍可引起急性胰腺炎。经内镜逆行胆胰管造影术(endoscopic retrograde cholangiopancreatography,ERCP)插管时导致的十二指肠乳头水肿、注射造影剂压力过高等也可引发本病。

(五)代谢障碍

高脂血症与急性胰腺炎有病因学关联,但确切机制尚不清楚。可能与脂球微栓影响微循环及胰酶分解三酰甘油致毒性脂肪酸损伤细胞有关。I型高脂蛋白血症见于小儿或非肥胖非糖尿病青年,因严重高三酰甘油血症(>11.3 mmol/L)而反复发生急性胰腺炎。由于高三酰甘油血症也常出现于严重应激、炎症反应时,因此,在急性胰腺炎伴有高三酰甘油血症时,应注意其是因还是果。甲状旁腺肿瘤、维生素 D 过多等所致的高钙血症可致胰管钙化,促进胰酶提前活化而促发本病。

(六)药物

可促发急性胰腺炎的药物有:噻嗪类利尿剂、硫唑嘌呤、糖皮质激素、磺胺类等,多发生在服药的最初 2 个月,与剂量无明确相关。

(七)感染及全身炎症反应

感染及全身炎症反应可继发于急性流行性腮腺炎、甲型流感、肺炎衣原体感染、传染性单核细胞增多症、柯萨奇病毒感染等,常随感染痊愈而自行缓解。在全身炎症反应时,作为受损的靶器官之一,胰腺也可有急性炎性损伤。

(八)其他

十二指肠降段疾病,如球后穿透溃疡、邻近十二指肠乳头的肠憩室炎等炎症可直接波及胰腺。各种自身免疫性的血管炎、胰腺血管栓塞等血管疾病可影响胰腺血供。遗传性急性胰腺炎罕见,是一种有 80% 外显率的常染色体显性遗传病,其发病被认为是阳离子胰蛋白酶原基因突变所致。少数病因不明者称为特发性急性胰腺炎。

二、发病机制

胰管内高压是各种致病因素作用后的主要病理生理环节。腺泡细胞在感受胰管高压后,细胞内 Ca^{2+} 水平显著上升,溶酶体在腺泡细胞内提前激活酶原,大量活化的胰酶消化胰腺自身,激活炎症反应的枢纽分子——NF-κB,它的下游系列炎症介质,如肿瘤坏死因子 α、白介素-1、花生四烯酸代谢产物(前列腺素、血小板活化因子)、活性氧等,均可增加血管通透性,导致大量炎性渗出;促进小血管血栓形成,胰腺出血、坏死。在炎症过程中,参与的众多因素可以正反馈方式相互作用,使炎症逐级放大,当超过机体的抗炎能力时,炎症向全身扩展,出现系统性炎症反应综合征及多器官功能障碍。

胰腺微循环障碍也被认为是急性胰腺炎发病机制中的重要环节之一,新近的研究认为胰腺血供受阻要超过 50％才可能导致急性胰腺炎,这种病因在临床相对少见。

三、病理

(一)急性胰腺炎病理

可分为急性水肿型及急性出血坏死型胰腺炎两型。急性水肿型可发展为急性出血坏死型,但部分急性出血坏死型在发病开始即发生出血及坏死。

1.急性水肿型

急性水肿型亦称间质型。此型较多见,占 90％以上。病变可累及部分或整个胰腺,以尾部为多见。胰腺肿大变硬,组织学检查间质中有充血、水肿和炎症细胞浸润,可发生轻微的局部脂肪坏死,但无出血。

2.急性出血坏死型

此型相对较少。胰腺肿大变硬,腺泡及脂肪组织坏死以及血管坏死出血是本型的主要特点。肉眼可见胰腺内有灰白色或黄色斑块的脂肪组织坏死病变,出血严重者,则胰腺呈棕黑色并伴有新鲜出血。脂肪坏死可累及肠系膜、大网膜后组织等。组织学检查见胰腺坏死病变呈间隔性小叶周围分布,坏死灶外周有炎症细胞包绕。常见静脉炎、淋巴管炎和血栓形成。此外尚可有胰腺脓肿、假性囊肿等。

(二)重症急性胰腺炎

由于炎症波及全身,可有其他脏器如小肠、肺、肝、肾等脏器的炎症病理改变;由于胰腺大量炎性渗出,常有腹水、胸腔积液等。

四、临床表现

急性胰腺炎主要分为下列两种临床类型。

(一)轻症急性胰腺炎

急性腹痛,常较剧烈,多位于中左上腹,甚至全腹,部分患者腹痛向背部放射。患者病初可伴有恶心、呕吐,轻度发热。常见体征:中上腹压痛,肠鸣音减少,轻度脱水貌。

(二)重症急性胰腺炎

在上述症状基础上,腹痛持续不缓解、腹胀逐渐加重,可陆续出现部分症状、体征及胰腺局部并发症。

(三)胰腺局部并发症

1.胰腺假性囊肿

胰腺假性囊肿多在重症急性胰腺炎病程 4 周左右出现,初期为液体积聚,无明显囊壁,此后形成的囊壁由肉芽或纤维组织构成,缺乏上皮(与真性囊肿的区别所在),囊内无菌生长,含有胰酶。假性囊肿形态多样、大小不一,容积可波动于 10~5000 mL。假性囊肿可以延伸至横结肠系膜,肾前、肾后间隙以及后腹膜。大囊肿可因影响腹腔容积、压迫而引起腹胀、肠道梗阻等症状,一般假性囊肿<5 cm 时,6 周内自行吸收的概率约 50%。

2.胰腺脓肿

胰腺内、胰周积液或胰腺假性囊肿感染,发展为脓肿。患者常有发热、腹痛、消瘦及营养不良症状。

3.肝前区域性门脉高压

胰腺假性囊肿压迫脾静脉或胰腺炎症波及脾静脉,产生血栓,继而胃底静脉曲张,破裂后可发生致命性大出血。

五、辅助检查

(一)实验室检查

1.血清淀粉酶

血清淀粉酶是目前诊断急性胰腺炎最常用的指标,该值升高对诊断很有意义,但水平高低与病情轻重不呈正性相关。

2.血清脂肪酶

血清脂肪酶活性测定具有重要临床意义,尤其当血清淀粉酶活性已经下降至正常,或其他原因引起血清淀粉酶活性增高,血清脂肪酶活性测定有互补作用。

3.血常规

急性轻型胰腺炎白细胞计数一般在 $15 \times 10^9/L$ 以下,急性重型胰腺炎白细胞计数升高程度与病情有明显关系。

4.血清标志物

推荐使用 C 反应蛋白(CRP)测定,CRP 值有助于评估急性胰腺炎的严重程度,发病 72 小时后 CRP＞150 mg/L 提示胰腺组织坏死。

(二)影像学诊断

(1)X 线:胸片检查可有胸腔积液,膈肌抬高及肺实质病变,腹部平片可有肠梗阻的表现。

(2)超声:在发病初期 24～48 小时行 B 超检查,可以初步判断胰腺组织形态学变化,同时有助于判断有无胆道疾病,但受急性胰腺炎时胃肠道积气的影响,对急性胰腺炎不能作出准确判断。

(3)CT、MR、MRI 等:目前临床常用的急性胰腺炎影像检查方法有 CT、MR、MRI 等,对胰腺病变程度的判定、并发症的出现及鉴别诊断均很有意义。

(4)能排除其他类似临床表现的病变。

六、诊断

作为急腹症之一,应在患者就诊后 48 小时内明确诊断,并包括下列内容。

(一)确定急性胰腺炎

一般应具备:①急性、持续性中上腹痛;②血淀粉酶＞正常值 3 倍或脂肪酶升高;③胰腺炎症的影像学改变;④排除其他急腹症。部分患者可不具备第 2 条。

(二)确定轻症或重症

当急性胰腺炎具备器官功能障碍、胰腺广泛坏死或胰腺局部并发症中的任何一项时,即可诊断为重症急性胰腺炎。

多数胰腺广泛坏死在起病后 72 小时才能通过 CT 发现,而胰腺局部并发症多在病程 4 周左右才出现,器官功能障碍可在起病的即刻即出现,其发展到衰竭是一个过程,在这两极之间有严重程度的变化。因此病初的病情评估目前广泛采用病理生理及器官衰竭评分。多数重症患者经历了不同时间的轻症阶段,因此,在起病 72 小时内对轻症患者应密切观察病情变化,及时发现重症急性胰腺炎的症状及体征,动态了解相关实验室检测数据及胰腺形态的改变。

(三)寻找病因

住院期间应努力使大部分患者的病因得以明确,尽早解除病因有助于缩短病程、避免日后复发。胆道疾病仍是急性胰腺炎的首要病因。应注意多个病因共同作用的可能。CT 主要用于急性胰腺炎疾病严重程度的评估,在胆胰管病因搜寻方面不及磁共振胰胆管造影(magnetic resonance cholangiopancreatography,MRCP)敏感、准确,故不适于急性胰腺炎的病因诊断。

七、鉴别诊断

急性胰腺炎常需与胆石症、消化性溃疡、心肌梗死、急性肠梗阻等鉴别。

八、治疗

急性胰腺炎治疗的两大任务:①寻找并去除病因;②控制炎症。

多数急性胰腺炎,即使是重症急性胰腺炎,多不需外科干预,应尽可能采用内科及内镜治疗,临床实践表明,重症急性胰腺炎时经历大的手术创伤将加重全身炎症反应,增加病死率。如诊断为胆源性急性胰腺炎,宜在本次住院期间完成内镜治疗或在康复后择期行胆囊切除术,避免今后复发。胰腺局部并发症可通过内镜或外科手术治疗。

(一)监护

从炎症反应到器官功能障碍直至器官衰竭,可经历时间不等的发展过程,病情变化较多,应予细致的监护,根据症状、体征、实验室检测、影像学变化及时了解病情发展。高龄、肥胖($BMI > 25$)、妊娠等患者是重症急性胰腺炎的高危人群。

(二)器官支持

1.补液

补液是维持血容量及水、电解质平衡的重要措施。病情发展快的患者与胰周大量渗出有关,因此,如心功能允许,在最初的 48 小时静脉补液速度为 $200\sim250$ mL/h,或使尿量维持在 >0.5 mL/(kg·h)。补液不充分是重症急性胰腺炎常见的原因之一。中心静脉压对指导补液量及速度有一定帮助,但急性胰腺炎时,因腹胀、麻痹性肠梗阻使腹腔压力异常升高而影响中心静脉压的准确性,应予注意。此外,还应根据病情补充清蛋白、血浆或血浆代用品,维持血浆胶体渗透压。

2.吸氧

一般可予鼻导管、面罩给氧,力争使动脉氧饱和度>95%。当出现急性肺损伤、呼吸窘迫时,应给予正压机械通气,并根据尿量、血压、动脉血 pH 等参数调整补液量,总液量宜<2 000 mL,且适当限制胶体液量。

3.镇痛

严重腹痛可使血液循环不稳定,临床常用哌替啶止痛,每次 50～100 mg,肌内注射。由于吗啡可增加 Oddi 括约肌压力、胆碱能受体拮抗剂如阿托品可诱发或加重肠麻痹,故均不宜使用。胃肠减压有助于减轻腹胀,但部分患者难以忍受插管的痛苦。

(三)急诊内镜或外科手术治疗去除病因

对胆总管结石性梗阻、急性化脓性胆管炎、胆源性败血症等胆源性急性胰腺炎应尽早在内镜下行 Oddi 括约肌切开术,取出结石,放置鼻胆管引流,既有助于降低胰管内高压,又可迅速控制感染。这种微创对因治疗,疗效肯定,创伤小,可迅速缓解症状、改善预后、缩短病程、节省治疗费用,避免急性胰腺炎复发。大部分患者可通过内镜治疗获得成功,少数患者或不具备内镜治疗条件的医院则需外科手术解除梗阻。

适宜于急诊内镜治疗的其他病因包括:胰腺分裂、Oddi 括约肌功能障碍、胆道蛔虫、肝吸虫、胰管先天性狭窄等。由于泥沙样微胆石、Oddi 括约肌功能障碍难以通过影像学检查获得诊断,可用 ERCP 证实,随即进行内镜下治疗。

(四)减少胰液分泌

1.禁食

食物是胰液分泌的天然刺激物,起病后短期禁食,降低胰液分泌,减轻自身消化。

2.抑制胃酸

胃液也可促进胰液分泌,使用质子泵抑制剂可显著减少胰液量,缓解胰管内高压。

(五)预防和抗感染

急性胰腺炎本是化学性炎症,但在病程中极易感染,是病情向重症发展,甚至导致死亡的重要原因之一。其感染源多来自肠道。预防胰腺感染可采取:①导泻清洁肠道,可减少肠腔内细菌过生长,促进肠蠕动,有助于维护肠黏膜屏障。可给予 33%硫酸镁,每次 30～50 mL 或中药(大黄、番泻叶)。在此基础上,口服抗生素,进一步清除肠腔内的致病菌;②尽早恢复肠内营养,有助于受损的肠黏膜修复,减少细菌易位;③预防性静脉给予抗生素(喹诺酮类或头孢菌素类),清除已进入门脉系统的致病菌。

胰腺感染后,应选择针对革兰氏阴性菌和厌氧菌的抗生素,如喹诺酮类或头孢菌素类联合抗厌氧菌的甲硝唑。严重败血症或上述抗生素治疗无效时应使用亚胺培南等。此外,如疑有真菌感染,可经验性应用抗真菌药。

(六)减轻炎症反应

早期避免全身炎症反应的措施主要为:①充分补液,减少缺血再灌注引发的炎性损伤;②生长抑素及其类似物除可抑制胰液分泌外,还可抑制多条炎症反应通路,减轻炎症反应。当全身炎症反应严重,尤其是合并肾功能不全时,应予连续性肾脏替代治疗。

(七)营养支持

对于轻症急性胰腺炎患者,在短期禁食期间可通过静脉补液提供能量。重症急性胰腺炎时,在肠蠕动尚未恢复前,应先予肠外营养。每天补充能量约134 kJ/(kg·d)[32 kcal/(kg·d)],肥胖者和女性减10%。热氮比以418 kJ：1 g(100 kcal：1 g)或氨基酸1.2 g/(kg·d)为宜,根据血电解质水平补充钾、钠、氯、钙、镁、磷等离子,注意补充水溶性和脂溶性维生素,采用全营养混合液方式输入。

当病情缓解时,应尽早过渡到肠内营养。恢复饮食应从少量、无脂、低蛋白饮食开始,逐渐增加食量和蛋白质含量,直至恢复正常饮食。

(八)择期内镜、腹腔镜或手术去除病因

胆总管结石、胆囊结石,慢性胰腺炎、壶腹周围癌,胰腺癌等多在急性胰腺炎恢复后择期手术,尽可能选用微创方式。

九、预防与预后

积极治疗胆胰疾病,适度饮酒及进食,部分患者需严格戒酒。

轻症患者常在1周左右康复,不留后遗症。重症患者病死率约15%,经积极抢救幸免于死的患者容易发生胰腺假性囊肿、脓肿和脾静脉栓塞等并发症,遗留不同程度的胰腺功能不全。未去除病因的部分患者可经常复发急性胰腺炎,反复炎症及纤维化可演变为慢性胰腺炎。

第二节　慢性胰腺炎

慢性胰腺炎(chronic pancreatitis,CP)是指由于各种原因导致的胰腺局部、节段性或弥漫性的慢性进展性炎症,导致胰腺组织和/或胰腺功能的不可逆损害。临床上表现为反复发作性或持续性腹痛、腹泻或脂肪泻、消瘦、黄疸、腹部包块和糖尿病。该病在世界分布无规律,我国发病低于西方国家,但呈逐年上升趋势。

一、流行病学

关于 CP 发病和流行病学的文献还很缺乏,世界不同地区的差异很大。20 世纪70 年代在哥本哈根的研究显示,每年 10 万居民中新发病例为 6.9～10 人。西班牙的坎塔布里亚,1981－1991 年慢性胰腺炎发病率为 14/10 万,现患病率为 18.3/10 万。在英国,20 世纪 90 年代比 80 年代发病率增长了 1 倍。我国慢性胰腺炎的流行病学调查资料较少,2004 年全国多中心 CP 调查发现,经济较发达地区发病人数较多,经济欠发达的西北地区发病人数相对较少。男女比例为 1.86∶1,平均年龄为(48.9±14.8)岁。

二、病因和发病机制

慢性胰腺炎的发病机制尚未阐明。

(一)CP 的主要病因

1.饮酒

酒精及其代谢产物的细胞毒性作用可导致胰腺慢性进行性损伤和纤维化,胰液黏稠及蛋白沉淀可使胰管引流不畅和结石形成。酒精导致这些病变常需要其他致病因素共同存在,因此在饮酒人群中,仅 10% 的饮酒者发生慢性胰腺炎。单纯长期饮酒,主要导致胰腺腺泡细胞的脂肪样变性及胰腺外分泌功能降低。

2.胆道系统疾病

胆道系统疾病仍然是我国慢性胰腺炎常见原因之一,各种胆系疾病及胰液流出受阻,引起复发性胰腺炎,在此基础上逐渐发展为慢性胰腺炎。

3.自身免疫性胰腺炎

自身免疫性胰腺炎是慢性胰腺炎的一种特殊类型,所有自身免疫病理机制均可成为自身免疫性胰腺炎的病因,如干燥综合征、硬化性胆管炎等自身免疫性疾病合并胰腺炎。

4.急性复发性胰腺炎

近年来有证据表明,小部分频繁发生的酒精性急性胰腺炎可以很快地转变为慢性胰腺炎。实际上,很多遗传性胰腺炎就是由急性胰腺炎的复发而引起。很多慢性胰腺炎的患者在初期就是复发的急性胰腺炎,表现为多年进展性无痛性的胰腺功能缺失和钙化。

(二)其他病因

它们既可独立存在,又可合并存在,共同参与慢性胰腺炎的发生。

(1)代谢:酒精、高血钙、高血脂。

(2)胆系疾病:胆囊结石、胆囊炎、胆管结石、胆管狭窄等。

(3)炎症与损伤:急性胰腺炎、胰腺创伤。

(4)免疫:热带性胰腺炎、干燥综合征、原发性胆管炎、原发性胆汁性肝硬化。

(5)遗传因素:遗传性胰腺炎。

(6)不明原因的慢性胰腺炎。

三、病理

慢性胰腺炎的病变程度轻重不一。炎症可局限于胰腺小叶,也可累及整个胰腺。基本病变是胰腺腺泡萎缩,弥漫性纤维化或钙化;胰管有多发性狭窄和囊状扩张,管内有结石、钙化和蛋白栓子。胰管阻塞区可见局灶性水肿、炎症和坏死,也可合并假性囊肿。上述改变具有进行性和不可逆性特点。后期胰腺变硬,表面苍白呈不规则结节状,胰腺萎缩和体积缩小。自身免疫性胰腺炎组织学表现为非钙化性胰腺腺管破坏和腺泡组织萎缩,组织病理学显示有淋巴细胞、浆细胞浸润,同时可见纤维化。

四、临床表现

(一)症状

1.腹痛

慢性胰腺炎患者均有反复发作的上腹痛,初为间歇性腹痛,以后可转为持续性上腹痛。腹痛部位常在上腹正中或偏左、偏右。亦可放射至背部及两胁、前胸。腹痛程度轻重不一,严重者常需用麻醉剂方能缓解。腹痛常因饮酒、饱食或高脂食物诱发,发作时上腹痛与急性胰腺炎相似,平卧位时加重,前倾坐位、弯

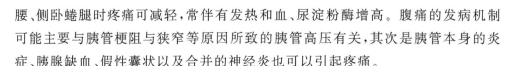

腰、侧卧蜷腿时疼痛可减轻,常伴有发热和血、尿淀粉酶增高。腹痛的发病机制可能主要与胰管梗阻与狭窄等原因所致的胰管高压有关,其次是胰管本身的炎症、胰腺缺血、假性囊状以及合并的神经炎也可以引起疼痛。

2.胰腺外分泌功能不全的表现

慢性胰腺炎后期,由于胰腺外分泌功能障碍可引起食欲减退、食后上腹饱胀、消瘦、营养不良、水肿及维生素 A、维生素 D、维生素 E、维生素 K 缺乏等症状。部分患者由于胰腺外分泌功能明显不足而出现腹泻,大便每天 3～4 次,色淡、量多、有气泡、恶臭,大便内脂肪量增多并含有不消化的肌肉纤维。

3.胰腺内分泌功能不全的表现

由于慢性胰腺炎引起胰腺 β 细胞破坏,半数患者可发生糖尿病。

(二)体征

腹部压痛与腹痛不相称,多数患者仅有腹部轻压痛。当并发胰腺假性囊肿时,腹部可扪及表面光滑的包块。当胰头肿大、胰管结石及胰腺囊肿压迫胆总管时,可出现黄疸。

五、辅助检查

(一)影像学检查

1.X 线腹部平片检查

观察位于第 1～3 腰椎左侧胰腺区钙化或结石,对诊断有意义。胰管结石的主要成分为钙盐,因此无论是结石或钙化,腹部平片均可发现。

2.腹部超声和超声内镜

腹部超声具有无创和经济实惠的优点,可同时显示胰腺周围的组织器官。慢性胰腺炎超声检查可表现为:①胰腺增大或缩小,呈弥漫性或局限性改变;②光点回声增强、增多和不均匀;③胰管扭曲及不规则增粗;④可有胰管结石,为回声增强的光团其后伴声影;⑤胰腺边缘不清、密度异常或有囊肿等改变;超声内镜可避免体表超声诊断胰腺疾病的不足,探头更接近胰腺组织,对慢性胰腺炎和胰腺癌均可提供较为准确的信息。因此,在胰腺炎症与胰腺癌鉴别有困难时,可推荐超声内镜检查。

胰腺回声欠均匀,主胰管增粗,内见数个点串状强回声伴声影,表明胰管内结石。

3.腹部 CT 及 MRI 检查

CT 或 MRI 可以为胰腺疾病提供可靠的诊断信息,成为诊断胰腺疾病的重要方法。CT 诊断慢性胰腺炎的敏感性为 $74\%\sim90\%$，特异性为 85%。MRI 对慢性胰腺炎的诊断价值与 CT 相似，但对胰腺钙化的显示不如 CT 清楚。

4.ERCP 及 MRCP

ERCP 是慢性胰腺炎形态学诊断和分期的"金标准"。胰管侧枝扩张是该疾病最早期的特征。其他表现有主胰管和侧枝胰管的多灶性扩张、狭窄和形态不规则、结石造成的充盈缺损、黏液栓或碎屑等。MRCP 是作为一种精确评价胰腺导管的非侵袭方法出现的，它利用了胰腺分泌物、胆汁或囊性病变的长 T2 弛豫时间来显像。近年来已逐渐取代诊断性 ERCP 在慢性胰腺炎中的作用。

(二)胰腺内分泌功能测定

1.空腹血浆胰岛素水平测定

慢性胰腺炎晚期，如胰岛 β 细胞的分泌功能受损，胰岛素分泌不足时，可导致糖尿病。大多数患者正常，口服葡萄糖、甲苯磺丁脲或静脉注射胰高血糖素后血浆胰岛素不上升者，反映胰腺内胰岛素储备减少。

2.血浆胰多肽测定

胰多肽主要由胰腺胰多肽细胞分泌，正常人空腹血浓度为 $8\sim313$ pmol/L，进餐后其水平常迅速上升，而慢性胰腺炎血浆胰多肽常显著降低。

3.血清胆囊收缩素(CCK)水平测定

正常人血清 CCK 水平为 $30\sim300$ pg/mL，而慢性胰腺炎时 CCK 显著升高，可达 8 000 pg/mL，与胰腺外分泌减少，对 CCK 的反馈抑制作用减弱有关。

(三)免疫学检测

自身免疫性胰腺炎患者有免疫异常，如 IgG 升高、丙种球蛋白降低、抗碳酸酐酶Ⅱ(ACA-Ⅱ)阳性等。另外，抗核抗体、抗乳铁蛋白抗体及类风湿因子阳性等也有助于诊断。外周血中 $CD8^+$ 和 $CD4^+$ 细胞阳性，提示 Th1 型免疫反应存在。

六、诊断

诊断思路在于首先确定有无 CP，然后寻找其病因。

对有反复发作的急性胰腺炎、胆道疾病及糖尿病患者，出现发作性或持续性上腹痛、慢性腹泻、消瘦应疑诊慢性胰腺炎，如具有下列之一即可建立诊断：①有慢性胰腺炎影像学证据；②胰腺外分泌功能检查功能明显降低；③组织病理学有慢性胰腺炎改变。

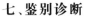

七、鉴别诊断

慢性胰腺炎与胰腺癌鉴别尤为重要,且有一定难度,需要超声内镜引导下行细针穿刺活组织检查,甚至剖腹手术探查。

八、治疗

对 CP,治疗所追求的目标是:消除病因,控制疼痛,防止急性发作和避免并发症。20 年前本病疼痛的治疗主要依赖外科手术。自 20 世纪 80 年代以来,内镜治疗取得了长足的进展,使许多患者避免或延缓了手术干预。

(一)腹痛的治疗

腹痛是慢性胰腺炎最常见的症状,也是患者就诊的主要原因。治疗方法包括:药物治疗、内镜治疗和手术治疗。

1.药物治疗

口服足量的胰酶制剂可缓解慢性胰腺炎的疼痛;止痛药物的使用按照WHO 的癌症止痛 3 阶段给药方法进行。第一阶段适用于轻度至中度疼痛,使用非阿片类止痛药;第二阶段适用于中度至重度疼痛,联合使用非阿片类止痛药和弱阿片类止痛药,使用过程中弱阿片类止痛药可逐渐加量直到疼痛达到满意的缓解;第三阶段适用于重度疼痛,需要使用吗啡等强阿片类止痛药。每一阶段治疗中可辅助使用三环类抗抑郁药。此外,腹腔神经丛麻醉阻滞可控制疼痛,对顽固性疼痛可采用神经阻断止痛。

2.内镜治疗

可在 ERCP 下行胰管括约肌切开、胰管取石术及胰管支架置入术。一般认为,手术治疗对于缓解 CP 疼痛的长期效果好于内镜治疗。但由于内镜治疗创伤相对较小,建议作为一线治疗;当内镜治疗失败或疼痛复发时可考虑手术治疗。

(二)胰腺外分泌功能不全的治疗

慢性胰腺炎所致的胰腺外分泌功能不全,可采用胰酶替代治疗。理想的胰酶制剂应具备以下特点:①含有高浓度的酶;②能耐受酸的灭活;③按适当的比例与营养物质同步排入十二指肠;④在十二指肠的碱性环境中可以快速释放。为了防止胃酸对胰酶活性的影响,可采用肠溶片或肠溶衣微囊的胰酶制剂;也可以同时应用质子泵抑制剂或 H_2-受体拮抗剂抑制胃酸分泌,减少胃酸对胰酶补充剂的破坏,以提高药物疗效。补充胰酶的剂量可根据患者腹泻的减少、腹胀的减轻等症状的改善程度调节。

(三)胰腺内分泌功能不全的治疗

如患者合并糖尿病,可给予胰岛素治疗。

(四)自身免疫性胰腺炎的治疗

糖皮质激素是治疗自身免疫性胰腺炎的有效方法,大多数患者接受治疗后病情可以控制。常用药物为泼尼松口服,初始剂量为 $30\sim40$ mg/d,症状缓解后可逐渐减量至 5 mg/d。需要注意的是,尽管激素治疗有效,但不能完全逆转胰腺的形态学改变。因此应综合考虑,MRCP 提示形态学改善及血清 IgG 水平改善可作为停药的指标。

九、预后

积极治疗可缓解症状,但不易根治。晚期患者多死于并发症。

第三节　胰　腺　囊　肿

随着高分辨率影像技术的广泛开展,越来越多的胰腺囊肿被发现,对这类疾病认识和了解也逐渐增加和积累。胰腺囊肿主要包括真性囊肿、假性囊肿和囊性肿瘤,在临床工作中需要正确区分鉴别,性质不同,恶性潜能不同,相应的治疗措施也不同。

一、流行病学

胰腺囊肿并非临床罕见病,由于研究人群、研究方法的不同,各国报道的胰腺囊肿检出率差异较大。据研究报道:在无临床症状健康成人中,胰腺囊肿的检出率在 2.6% 左右;在 80 岁以上高龄人群中,至少有 8% 的人存在胰腺囊肿。目前,我国在胰腺囊肿方面尚无大规模流行病学调查,但普遍认为胰腺囊肿检出率呈上升态势。

二、病因

胰腺真性囊肿主要由胰腺外分泌腺先天畸形或胰管后天阻塞所致,其特点是囊肿内壁覆有一层上皮细胞,占胰腺囊肿的 10% 左右;假性囊肿多继发于急、慢性胰腺炎以及胰腺外伤后,炎性或血性渗液引起纤维及肉芽组织增生包裹渗液形成囊肿,缺乏上皮细胞覆盖,占全部胰腺囊肿的80%左右;囊性肿瘤病因不明,可能与遗传、免疫、基因突变等多种因素有关,占胰腺囊性病变的10%~13%。

三、病理和病理生理

胰腺真性囊肿分先天性和后天性,先天畸形所致真性囊肿罕见,病理呈现为胰腺实质纤维化、胰腺实质萎缩缺失、囊腔充满浆液或黏液、囊腔内覆扁平上皮,同时合并肾脏、肝脏等器官的多发囊肿;后天胰管阻塞所致囊肿内壁为导管上皮或扁平上皮细胞,囊液清亮,富含大量的胰酶。假性囊肿多继发于急、慢性胰腺炎以及胰腺外伤后,在急性胰腺炎、胰腺外伤时,胰管破裂、胰液外渗,导致胰腺本身及胰周组织自身消化、坏死、液化,造成胰液、炎性渗出等积聚形成囊肿,其内含胰腺分泌物、肉芽组织、纤维组织等;在慢性胰腺炎时,胰腺实质局灶性纤维化改变,造成胰管表现狭窄、胰液排出不畅,形成胰腺假性囊肿。

依据WHO消化系统肿瘤分类标准,囊性肿瘤分为浆液性囊性肿瘤(serous cystic neoplasm,SCN)、黏液性囊性肿瘤(mucinous cystic neoplasms,MCN)、导管内乳头状黏液瘤(intraductal papillary mucinous neoplasm,IPMN)、实性假乳头状瘤(solid pseudopapillary neoplasm,SPN)。按累及部位可将IPMN进一步分为主胰管型(MD-IPMN)、分支胰管型(BD-IPMN)及混合型(MT-IPMN)。SCN多单发,常见于胰腺体尾部,囊内大量薄壁小囊肿,切面呈"蜂窝状"或"海绵状",组织学表现为囊壁衬覆单层上皮细胞,无核分裂象,胞质透明并富含糖原,间质内富含管状结构。MCN多单发,常见于胰腺体尾部,呈单腔或多腔,上皮细胞层下的卵巢样间质为MCN特征表现。IPMN多为单发,常见于胰头或钩突部,表现为弥漫性或节段性胰管扩张,扩张的胰管内充满黏液,典型的组织学特征为囊性扩张的胰管衬以高柱状黏液上皮细胞,形成具有纤维血管轴心的真性乳头结构。SPN常单发,胰腺各部位均可发病,组织学表现为均匀一致的多边形细胞围绕纤维血管蒂呈复层排列,形成假玫瑰花结及假乳头结构。

四、临床表现

胰腺囊肿的临床表现大致相同,缺乏特异性表现,因而单从临床表现较难区分真性囊肿、假性囊肿和囊性肿瘤。临床上,胰腺囊肿多表现为腹痛、腹胀、腹部包块等非特异性临床症状或体征。部分患者随囊肿的增大,可以压迫邻近脏器,压迫胆总管,造成胆汁淤积、黄疸;压迫胰管,引起胰腺外分泌障碍、胰腺炎;压迫周围邻近血管可导致区域性门静脉高压、腹水;压迫胃、十二指肠出现恶心、呕吐、肠梗阻。

胰腺真性囊肿患者多以腹部包块就诊，囊肿较大者，可压迫胃、十二指肠、胆管，出现黄疸、恶心、呕吐等临床症状。胰腺纤维化囊性病为遗传性疾病，临床少见，常伴其他先天畸形，同时合并肾脏、肝脏、肺的多发囊肿。

假性囊肿最常见的临床症状为腹痛、早饱、恶心、呕吐、体重下降，为囊肿压迫胃、十二指肠影响进食所致。体检可发现腹部膨隆、上腹部压痛，可触及半球形、有囊感的肿物，合并感染时可有发热及触痛，少数病例由于囊肿压迫邻近脏器可引起梗阻性黄疸和肠梗阻。

胰腺囊性肿瘤患者常在体检、影像学检查时发现，多表现为非特异性临床症状，包括腹痛、腹胀、肿块、恶心、呕吐、腹泻和体重减轻等；IPMN 患者可以反复发作，急性胰腺炎为首发临床症状。

五、辅助检查

(一)影像学检查

影像学是诊断胰腺囊肿的重要依据，包括腹部超声、CT、MRI、正电子发射体层摄影术(positron-emission tomography，PET)等。

腹部超声为首选的检查方法，具有无创、经济、定位诊断准确率高、可重复的优点，可用于胰腺囊肿的筛查、囊实性病变的区分、肿瘤位置的确定，还可了解囊肿与邻近组织器官的关系。

CT、MRI 分辨率高，有助于发现较小的胰腺囊肿，可从囊肿形态、囊壁厚薄、囊腔内容物等方面初步辨别囊肿的性质，还可显示囊肿与周围组织结构的解剖关系以及胰腺以外部位的病变。MRCP 可显示病变与胰管的交通情况、胰管内有无充盈缺损。SCN 的典型征象一种是呈现为单发的、多个薄壁小囊构成的囊性病变增强后可见囊壁及分隔强化，呈特征性的"蜂窝状"或"海绵状"，另一种是由单个或多个较大囊腔(>2 cm)组成，无中央纤维瘢痕或钙化。MCN 多见于胰腺体尾部，单发或多发，囊腔可被分隔为多个小囊，呈"橘子样"切面。MD-IPMN 的 CT 典型征象为主胰管弥漫性或节段性扩张，周围胰腺实质萎缩；BD-IPMN 为分支胰管扩张，局部有多个相互交通的囊腔形成小叶状或葡萄串状；MT-IPMN 为分支胰管扩张延伸至主胰管。SPN 为单发、边界清晰、包裹良好、质地不均、血管密度低的占位病变，伴中央或散在坏死灶，囊壁多较厚并伴强化。

PET 在良恶性胰腺囊肿的诊断与鉴别诊断具有重要价值。

(二)超声内镜及超声内镜引导下细针穿刺活检

超声内镜(endoscopic ultrasonography,EUS)能更接近病变,可较好地显示囊腔内结构、分隔、多房性、血流情况,并可经超声内镜引导下细针穿刺活检(EUS-FNA)行细胞学及囊液检查,通过检测囊液性状、淀粉酶水平、肿瘤标志物及其他标志物,对胰腺囊肿的诊断与鉴别诊断具有重要意义。同时能够对胰腺囊肿定位,确定其与胃肠壁的位置关系,实时监测进针途径,以准确穿刺囊肿放置引流管,达到治疗的目的。

EUS-FNA细胞学诊断特异性高,准确的穿刺取样、正确的标本处理、经验丰富的病理医师可提高诊断准确性,但部分患者因穿刺液中细胞成分稀少,无法获取足量细胞的样本行细胞学诊断。

(三)囊液的实验室检查

FNA抽吸囊液有助于胰腺囊性肿瘤的鉴别诊断,部分学者使用拉线征来衡量囊液的黏稠度,测量黏液线拉伸至断裂时的最大长度,长度越长提示潜在恶性或恶性的可能大。

肿瘤标志物对诊断胰腺囊肿诊断价值有限。囊液肿瘤标志物检测主要包括癌胚抗原(CEA)、CA19-9、CA24-2、CA50、CA125等,其中CEA对区别黏液性和非黏液性囊肿临床意义较大,但其表达水平与胰腺囊肿的良恶性无明显相关性。

囊液淀粉酶水平主要反映胰腺囊肿是否与胰管交通。囊液淀粉酶检测对胰腺假性囊肿的辅助诊断有重要价值,其敏感度高达94%～100%。在胰腺假性囊肿中,囊液淀粉酶水平较高,通常＞250 U/L;而在SCN及MCN等囊性肿瘤中,囊液淀粉酶的水平大多较低。

此外,IL-1β、K-ras、p53、p16、DPC4、BRCA2、端粒末端转移酶、黏蛋白等一系列分子标志物被用于胰腺囊肿的良恶性鉴别,展现了良好的临床应用前景。

(四)ERCP

ERCP对胰腺囊肿的诊断与鉴别诊断具有重要意义,ERCP是了解胰腺囊肿是否与主胰管相交通的最敏感的方法,SCN和MCN与骨髓增殖性疾病不交通,而胰腺假性囊肿和IPMN多与骨髓增殖性疾病交通,其中部分IPMN患者呈现黏液从扩张的"鱼嘴状"十二指肠乳头溢出的特异性表现。此外,ERCP可收集胰液行细胞学及生物化学诊断,提高胰腺囊肿良恶性鉴别的准确性。

六、诊断与鉴别诊断

依靠病史、临床症状、体征结合影像学检查多不难作出胰腺囊肿的初步诊断,但进一步明确囊肿的类型(真性囊肿、假性囊肿和囊性肿瘤),尤其是囊性肿瘤以及其进一步的分类则较为困难,通常需要 CT、MRI、EUS、ERCP、囊液的实验室检查乃至 PET 等多种化验检查联合诊断与鉴别诊断。此外,胰腺囊肿还需与胰腺囊肿、胰腺癌等疾病鉴别。

七、治疗

胰腺囊肿性质不同,恶性潜能不同,相应的治疗措施也不同。真性囊肿原则上手术治疗,在除外囊性肿瘤的前提下,针对囊肿可行内引流术,针对后天性胰管阻塞去除病因治疗;单发的孤立囊肿可行囊肿切除术,胰体尾多发囊肿可采用胰体、尾切除术。

胰腺假性囊肿的治疗时机目前仍存争议,缺乏统一认识。据报道,很大比例的(20%~68%)胰腺假性囊肿可自行吸收消退。因此,对于早期的胰腺假性囊肿,尤其是急性胰腺假性囊肿,病程<6 周,囊肿直径<6 cm,诊断明确,临床症状轻微者,可采用内科保守治疗结合严密的随访观察。通过早期使用生长抑素的类似物,抑制胰液、胰酶分泌,促进囊肿的闭合消退。

手术是治疗胰腺假性囊肿最重要、最有效的方法,根据囊肿位置、大小、性质及有无感染等情况选择内引流术、外引流术或囊肿切除术及胰腺部分切除术。内引流术适用于囊肿成熟、囊壁有足够的强度与厚度者,依据囊肿位置、大小可选择囊肿胃后壁吻合术、囊肿十二指肠吻合术、囊肿空肠 Roux-en-Y 吻合术,原则上要除外囊性肿瘤、于囊肿最低位吻合、吻合口要大(切除部分囊壁)、避免吻合口狭窄或引流不畅、去除囊肿内分隔以充分引流。外引流术简单、易行,但并发症发生率及病死率高,主适用于病情严重、囊肿体积巨大且增长迅速,并发感染、出血等并发症的患者。随着经皮穿刺置管引流术(percutaneous catheter drainage,PCD)的开展,单纯外引流为目的的手术已被取代。PCD 在达到外引流目的的同时,还具备简单安全、创伤小、可多次治疗并迅速改善患者状况等优点。囊肿及胰腺部分切除术多用于多发胰尾小囊肿。内镜治疗是近年来新兴的治疗方法,通过内镜在假性囊肿与胃肠道间造口并放置支架,使囊肿内容物通过支架流入胃肠道,包括经乳头囊肿引流、内镜囊肿胃引流和内镜囊肿十二指肠引流。

胰腺囊性肿瘤,对于临床症状明显、确诊或可疑恶性者推荐手术治疗;对无临床症状、肿瘤较小的患者应积极治疗还是密切随访观察,目前仍存争议。手术以明确诊断、提高长期生存率、缓解临床症状为目的,以完整切除病变、适当清扫局部淋巴结、尽可能保留胰腺实质以及剩余胰腺的重建或引流为原则,依据病变位置、病灶多少、患者全身状况、术后生活质量以及各种术式的并发症及病死率选择术式。常用术式包括保留胰腺的切除术、局部胰腺切除术及全胰腺切除术。SCN 无恶变倾向,为良性肿瘤,如有临床症状、>4 cm 及囊性病变性质不确定可手术治疗,但一般不需清扫胰周淋巴结。MCN 具有恶变倾向,建议采取肿瘤根治性切除术,可根据病变位置选择保留幽门的胰十二指肠切除术、节段性胰腺切除术或胰腺远端切除术等,通常不必清扫胰周淋巴结。MD-IPMN 及 MT-IPMN 均建议手术治疗,根据病变范围行胰十二指肠切除术、远端胰腺切除术等;BD-IPMN 的恶变倾向相对较低,对囊肿体积迅速增大、高级别异型增生的患者行手术治疗。SPN 主要采取手术治疗,根据病变位置可行局部切除术、保留十二指肠的胰头切除术、胰腺节段切除术、胰腺远端切除术。对周围组织结构有明显侵犯者,应当予以扩大切除范围,但不需要常规清扫胰周淋巴结。近年来,部分学者开始尝试应用非手术治疗胰腺囊性肿瘤,主要有 EUS 引导下注射消融术、光动力疗法以及放化学治疗,取得了一定的临床疗效,但还有待于进一步研究探讨。

第四节　胰　腺　癌

胰腺癌是常见的消化系统恶性肿瘤,近年来发病率有上升趋势。早期诊断十分困难,确诊往往已处晚期,生存率不足 5%。随着影像新技术的发展,如 CT、MRI 灌注成像技术、ERCP、超声内镜检查结合细针穿刺活检术、胰管内超声等为胰腺癌的早期诊断提供了可能。

一、流行病学

根据 WHO 2008 年全球癌症报告数据统计,全世界范围内每年胰腺癌发病患者约为 27.87 万人,居恶性肿瘤的第 12 位,男女比为 1.08∶1。无论男性或女性,胰腺癌的发病率均随年龄增长而上升。胰腺癌的发病率存在明显的地区差异,发达国家和工业化程度较高的国家的胰腺癌发病率较高,60% 的胰腺癌病例发生在发达国家,而非洲和亚洲国家的胰腺癌发病率相对较低。胰腺癌恶性程度高,预后极差。全球每年因胰腺癌死亡者估计可达 26.27 万人,死亡/发病比为 0.94,总体 5 年生存率只有 0.4%～4%,中位生存期为 3～6 个月。

在中国,近年来胰腺癌的发病率逐年升高。中国肿瘤登记地区 1998—2007 年胰腺癌发病登记数据分析显示,中国胰腺癌发病率呈上升趋势,其中农村地区上升明显,城市地区上升速度略缓。但城市胰腺癌的发病率、病死率均较农村高。胰腺癌的发生可能与吸烟、肥胖、高热量饮食、遗传、工业化学毒物、慢性胰腺炎、糖尿病、幽门螺杆菌感染、胆囊切除等有关;与饮酒、饮咖啡、胃大部切除等的关系有待于进一步证实。

二、病理学

胰腺癌可发生于胰腺的任何部位,但以胰头多见,占 60%～70%;胰体、尾部癌占 25%～30%;全胰癌占 5%左右;另有少数病例部位难以确定。

病理分类:根据 2010 年出版的消化系统肿瘤 WHO 分类,胰腺癌主要指胰腺外分泌恶性肿瘤。癌前病变包括导管内管状乳头状肿瘤、导管内乳头状黏液性肿瘤、黏液性囊性肿瘤和胰腺上皮内瘤样病变 3 级。目前,多数学者认为胰腺上皮内瘤变是胰腺癌发生最重要、最常见的早期阶段。胰腺导管腺癌占所有胰腺恶性肿瘤的 85%～90%,多见于 50 岁以上的人群,男性略多(男女之比为1.6∶1),主要位于胰头部。腺泡细胞癌很少见,仅占胰腺癌的 1%～2%,常见于60 多岁的老人,以男性较多,偶见于儿童。腺泡细胞癌预后不良。

三、临床表现

胰腺癌的临床症状缺乏特异性,导致早期诊断的困难。临床表现取决于癌肿的部位、病程的早晚、胰腺破坏的程度、有无转移以及邻近器官累及的情况。主要表现为上腹痛(60.2%)、黄疸(20.3%)、消瘦(75.3%)、上腹不适(21.8%)、腹胀(44.0%)、食欲减退(51.0%)、呕吐(10.5%)、腰背痛(18.0%)、腹泻(14.3%)、黑便(7.7%)和发热(8.3%)。在胰腺癌黄疸患者中,多见于胰头癌,占 93.9%,而胰体尾部的肿瘤以腹痛、体重减轻等多见。

四、诊断

进展期胰腺癌的诊断并不困难。临床面临的问题是如何发现早期胰腺癌。早期胰腺癌是指肿瘤直径≤2 cm,且局限于胰实质内,无胰腺外浸润及淋巴结转移。一般而言,胰腺癌肿块越小,预后越好,属于 Ⅰ 期的小胰腺癌 1 年生存率和直径≤1 cm 者的 5 年生存率几乎达到 100%。

在我国现有的医疗条件下只有提高对胰腺癌的警惕性,进行广泛的科普宣教,重视高危人群,有针对性地对其进行筛查和监测,才能提高早期诊断率。提高胰腺癌的早期诊断率仍然是依据危险因素、临床症状和体征、辅助检查。

胰腺癌的高危人群包括:①年龄＞40 岁,有腹部非特异性症状的患者;②有胰腺癌家族史者;③突发糖尿病患者,40％的胰腺癌患者在确诊时伴有糖尿病;④慢性胰腺炎患者;⑤导管内乳头状黏液瘤患者;⑥家族性腺瘤息肉病患者;⑦良性病变行远端胃大部切除者,特别是术后 20 年以上的人群;⑧长期大量吸烟、酗酒史;⑨长期接触有害化学人群等。

凡年龄在 40 岁以上、有吸烟或高脂饮食习惯且具有下列症状之一,应该警惕胰腺癌发生的可能:①不明原因的上腹部疼痛;②难以解释的体重减轻;③突发糖尿病、肥胖及糖尿病家族史;④难以解释的胰腺炎反复发作;⑤阻塞性黄疸;⑥不能解释的症状模糊的消化不良、突发脂肪泻,而胃肠道常规检查未发现异常者。

针对高危因素筛选胰腺癌的高危人群,对高危人群进行检查,应从无创性检查开始,B 超(必要时多层螺旋 CT)、肿瘤标志物检测分辨出胰腺癌的可疑患者(胰腺癌高危人群推荐每年检查 1 次)。最终对胰腺癌的可疑患者行多层螺旋 CT、超声内镜、磁共振胰胆管造影或内镜逆行胰胆管造影,结合细针穿刺抽吸活检术(fine-needle aspiration biopsy,FNAB)等确诊胰腺癌。

五、辅助检查

(一)经皮经腹超声检查术

传统的经皮经腹 B 超由于简便、经济,因而最常应用。但是分辨率较低,只能检出直径＞2 cm 以上的肿块,对于埋藏在实质内的较小病变容易漏诊,诊出率只有 50％～70％。彩色多普勒血流显像对评估胰腺癌侵犯血管很有帮助。

近年来,增强超声、弹性成像技术、对比谐波回声成像技术以及导管内超声的运用,使诊断胰腺癌的敏感性提高。

(二)CT 及多层螺旋 CT 检查

CT 在胰腺癌诊断及早期治疗效果评估中的作用已得到验证并被广泛接受。美国国家综合癌症网络在指南中推荐 CT 作为胰腺癌诊断的首选检查手段。胰腺癌在 CT 的诊断上可分为直接征象、间接征象及周围浸润征象。直接征象包括胰腺的占位、肿块;间接征象表现为胰管及胆总管的扩张;周围浸润征象包括周围血管及器官的包绕及低密度带等。多层螺旋 CT 对于 2 cm 以下的肿瘤检出率可达 70％～80％,CT 血管造影可以显示胰腺动、静脉及胰腺周围主要血管的情况,如腹腔干、肠系膜动静脉等,可以评估肿瘤的血供及血管侵犯情况,为肿瘤的手术提供依据,其准确率可达 90%。但是 CT 有辐射暴露,且对于直径 <1 cm 的病灶,CT 的检出率有限,尤其在 <1 cm 的良性病灶、恶性肿瘤、囊肿及血管瘤的鉴别中特异性有限,在 1 cm 以下的肝脏转移灶及腹膜转移的敏感性只有 75%,而在淋巴结转移诊断的敏感性更低。

(三)磁共振成像及磁共振胰胆管造影检查

MRI 能抑制胰腺周围脂肪组织的高信号,与周围软组织强烈优化对比,从而突出胰腺结构,使胰腺与周围脂肪的对比达到更好的效果,更容易检出胰腺的病变并判断其病变性质。

胰腺癌在 MRI 上的表现可分为直接征象与间接征象。直接征象包括肿块影;间接征象包括胰腺萎缩、胰管扩张和假性囊肿形成等。胆总管和胰管的扩张称为"双管征",并伴有胆总管在壶腹部的突然中断,是胰腺癌在 MRI 上的特征表现,但仍需要与胰腺炎症相鉴别。MRI 还有免除辐射暴露的优点,但是检查费用相对较高;在支架植入术后及金属物植入的患者中不能使用。

磁共振血管造影能分别显示肝动脉和门静脉系统,能更好地评估肿瘤与血管的关系,为手术的可行性做评估。

MRCP 为 MRI 成像下的胰胆管造影,能无创性成像胰腺管道的解剖结构,从而评价胰胆管的梗阻和解剖变异。在 MRCP 上表现为微小管道的狭窄,可能提示一个小肿物的存在;怀疑胰管狭窄或胰管狭窄已经存在的情况下而其他影像学中阴性表现时,MRCP 诊断的价值优于其他检查。

(四)超声内镜检查

超声内镜无放射性,能最大限度地接近胰腺进行检查,避免了肠气的干扰,因此在高危人群筛查中可检查出 2 cm 以下的包块,高频的超声探头可以观察细微的结构及直径 0.5 cm 的病变。EUS 能检出胰腺导管内的局部增厚及管壁结节,从而分辨病变的性质。有文献报道,EUS 在胰腺癌诊断尤其是 <1 cm 的肿块中,敏感性比多层螺旋 CT 及 MRI 都要高,但是不能进行肿瘤的分期。

1.早期胰腺癌

因早期胰腺癌瘤体较小,很少侵及胰腺周围结构,其声像学表现不同于进展期胰腺癌。通常将小胰腺癌的内部回声分为 4 型,即 I 型:均匀低回声;II 型:不均匀低回声;III-A 型:中心规则高回声;III-B 型:中心不规则高回声。少数肿瘤也可以压迫胰管,导致胰管扩张。

2.进展期胰腺癌

（1）直接征象：胰腺形态失常，肿瘤所在部位胰腺呈结节状、团块状或不规则状局限性肿大，胰腺癌肿块轮廓向外突起或向周围呈蟹足样或锯齿样浸润性伸展，其边缘不规则，边界较清楚；胰腺癌以低回声型多见，部分呈高回声型和混合回声型，少数为等回声型及无回声型。

（2）间接征象：胆道扩张系胰头癌压迫或浸润胆总管，引起梗阻以上部位的肝内外胆管和胆囊扩张，部分晚期胰体、尾癌因肝内转移或肝门部淋巴结转移压迫肝外胆管，也可引起胆道梗阻。胰管扩张和浸润性闭塞；胰腺周围血管如门静脉、脾静脉、肠系膜上静脉、下腔静脉、腹主动脉、肠系膜上动脉等以及胰腺毗邻脏器如肝脏、胆囊、胃和十二指肠等的浸润性征象，淋巴结转移征象、腹水征等。

（五）内镜逆行胰胆管造影

ERCP 可通过内镜下直视胆管及胰管，并可取得脱落细胞学检查，在诊断胰腺恶性肿瘤中的敏感性和特异性可达 80%。胰腺癌在 ERCP 下的表现可以是胰管闭塞、狭窄或胰管受压，造影下胰管及胰段胆管同时狭窄，称为"双管征"，是胰腺癌的特征性表现，但是部分慢性胰腺炎也可以表现为"双管征"。ERCP 为有创性检查，有报道术后发生胰腺炎的达 7%，因此不推荐作为常规的首选诊断手段。

（六）正电子发射体层摄影术

PET 是通过摄取放射性示踪元素 ^{18}F-荧光脱氧葡萄糖进行半定量分析，成像后来分析细胞的代谢率，评估胰腺的功能形态。PET/CT 在病变性质的分辨、肿瘤原发灶的寻找及复发的评估中都起着重要的作用。胰腺癌 PET 表现为胰腺组织异常放射性浓聚，显像高于周围正常组织。PET 在胰腺癌的诊断中，敏感性和特异性高达 94% 和 90%，而 CT 仅为 82% 及 75%。在 CT 中表现为衰减信号的胰腺癌病灶，可以通过 PET 明确诊断。单独的 PET 很难定位于放射性元素异常摄取组织，而整合 CT 的 PET/CT 检查，可以准确地定位代谢异常的组织，从而使胰腺癌诊断的阳性预测值达到 91%。PET/CT 融合了代谢及解剖学方面的信息，对制定下一步的治疗策略有很大的帮助。

但全身性的一些感染性疾病可以造成假阳性，对于肿瘤＜PET/CT 2 倍分辨率的，近期内使用大剂量糖皮质激素及高血糖血症可以造成假阴性。PET/CT在手术评估及化学治疗计划的制订中有着重大意义，但是 PET/CT 在胰腺癌局部淋巴结转移中的诊断价值不大，其特异性及敏感性仅为 46% 与

53％。由于 PET/CT 检测价格昂贵以及辐射暴露,限制了 PET 在肿瘤早期筛查中的使用。

(七)经皮经超声内镜细胞学检测

经皮胰腺穿刺细胞学检测:经皮穿刺一般在超声或 CT 引导下进行。穿刺的成功率、诊断的敏感性和特异性取决于肿块的位置、大小及术者的经验等。但胰腺属于腹膜后器官,穿刺难度较大。

EUS 引导下 FNAB:EUS 引导下的 FNAB 通过 EUS 进行胰腺的细胞学检查,在胰腺癌诊断中的敏感性、特异性、准确率分别为 99.4％、100％及 99.4％,仅 1.5％的个案可以发生轻微的并发症,包括出血、感染、医源性胰腺炎及特有的针道肿瘤腹膜种植。

EUS 引导下切割针穿刺活检(endoscopic ultrasound-guided trucut biopsy, EUS-TCB)是近几年发展起来的新技术,诊断准确性较 EUS-FNAB 没有显著差异,但在获取足够的病理组织方面,EUS-TCB 显著优于 EUS-FNAB。

(八)肿瘤标志物

1.血清 CA19-9、CA242、CA50、CEA

多年来应用最广的是血清 CA19-9,到目前为止仍作为血清肿瘤标志物检测诊断胰腺癌的主要标志物之一。CA19-9 在胰腺癌诊断中的敏感性及特异性分别高达 79％～81％和 82％～90％;但是在筛查中,CA19-9 的阳性预测值只有 50％～90％。CA19-9 的水平对于胰腺癌的预后和化学治疗的疗效有预测评估作用。有报道指出患者术前血清 CA19-9 水平＞100 U/mL,提示术后的复发率高,且不适宜进行手术治疗。另外有文献报道血清 CA19-9＜100 U/mL 的患者,其 1、3、5 年的存活率显著高于血清水平＞100 U/mL 的患者。在各种原因造成的胆道梗阻、胰腺炎、胰腺脓肿、胰腺假性囊肿等良性疾病中,血清 CA19-9 水平也会升高出现假阳性,并且 CA19-9 在其他胃肠道恶性肿瘤中,如结肠癌、胃癌、食管癌等亦可出现升高;假阴性则见于唾液酸化路易斯血型抗原 *Lea-b* 基因缺失的人群,会导致 CA19-9 的不表达,从而检测不出。因此,欧洲肿瘤标志物集团和美国国家临床生物化学科学院建议,CA19-9 不应该是诊断胰腺癌的唯一指标。

CA242 对胰腺癌诊断的敏感性与 CA19-9 相近,而特异性较高,在良性疾病中很少升高。有研究认为,CA242 是一个影响预后的独立因素,术前 CA242 高于正常的胰腺癌患者,其中位生存期明显短于 CA242 正常的胰腺癌患者。

CA50 与 CA19-9 同属糖蛋白抗原,与 CA19-9 有交叉免疫性,胰腺癌患者检出率约为 50%。约 10% 的胰腺癌患者不产生 CA19-9,仅产生 CA50,可部分弥补 CA19-9 的假阴性结果,两者联检可提高诊断敏感性。

CEA 是第一个用来诊断胰腺癌的糖抗原,但是其在胰腺癌的诊断中敏感性较低,只有 25%~56%,因此在作为胰腺癌筛查中的意义有限。

2.血清巨噬细胞抑制性细胞因子-1

血清巨噬细胞抑制性细胞因子-1 是 β 转化因子家族里分支的一个成员,有报道显示胰腺癌患者早期的血清 MCI 水平升高。Koopmann 等报道胰腺导管腺癌(80 例)、壶腹胆管癌(30 例)、血清巨噬细胞抑制性细胞因子-1 水平显著高于良性胰腺肿瘤(42 例)、慢性胰腺炎(76 例)和健康对照者(97 例)。血清巨噬细胞抑制性细胞因子-1 鉴别胰腺癌和健康对照者可能优于 CA19-9。

(九)分级

1.Ⅰ 期

Ⅰ 期包括 Ⅰ A、Ⅰ B 和 Ⅰ C 期,患者胰腺癌诊断确立,定性诊断明确为恶性,定位诊断明确为胰腺,可在患者全身情况许可的条件下行包括手术、放射治疗、化学治疗等为主的综合治疗。

2.Ⅱ 期

Ⅱ 期包括 Ⅱ A、Ⅱ B、Ⅱ C 期,患者胰腺癌诊断基本确立,定性诊断明确为恶性,定位诊断首选胰腺。由于确定性诊断的病理结果取自转移病灶,可在患者全身情况许可的条件下行除根治性手术以外的临床综合治疗。

3.Ⅲ 期

Ⅲ 期患者缺少原发或转移病灶的病理诊断结果,定性诊断及定位诊断不明确,但均高度怀疑为胰腺来源恶性肿瘤。虽原则上需要穿刺活检或手术探查,但实际工作中仍有部分患者始终得不到病理诊断结果,也耐受不了反复的穿刺活检或手术探查,对此类患者的治疗依据诊断准确性的差异分 3 类。

(1)Ⅲ A 期:临床诊断高度怀疑胰腺癌。可在患者全身情况许可的条件下选择上述综合治疗模式。

(2)Ⅲ B 期:临床诊断怀疑胰腺癌。可与患者及家属沟通后行放、化学治疗及其他辅助治疗。

(3)Ⅲ C 期:临床认为有胰腺癌可能,与患者或家属沟通后仅能行可逆性的化学治疗或某些辅助治疗(如中医治疗、免疫治疗等;但除外射频组织灭活、冷冻、高能聚焦超声、γ 刀等毁损性治疗方式)。

六、治疗

(一)外科治疗

目前手术治疗仍被认为是治愈胰腺癌的唯一方法。能否根治性切除直接决定了患者的生存及预后,而标准化术式则是保证根治性切除的重要途径。主要手术方式有标准的胰十二指肠切除术、保留幽门的胰十二指肠切除术、区域性扩大切除术、扩大胰十二指肠切除术、远端胰腺癌切除术、全胰腺切除术和腹腔镜胰十二指肠切除术。

(二)姑息治疗

中晚期胰腺癌多指不能手术切除的胰腺癌,占临床病例的大多数。失去手术切除机会的胰腺癌患者常常伴随有梗阻性黄疸、消化道梗阻以及顽固性腹痛,生活质量很差。姑息性手术以解除黄疸、解除胃肠梗阻、解除疼痛为主,尽可能提高生活质量,以最终延长生命为目的。临床上姑息性疗法包括。①手术:肝管空肠吻合、胃空肠吻合;②内镜:植入支架;③经皮介入:胆管引流或植入支架。因而姑息性治疗方法的采用应根据患者年龄、体质、一般状况、病变性质,有无并发症、合并症及技术条件等因素综合考虑,采用最合理的治疗方法。

(三)放射治疗和化学治疗

1.辅助治疗

根治性手术是目前唯一可能治疗胰腺癌的手段,但术后 5 年生存率仅 15%～20%,治疗失败的主要原因为远处转移,其次为局部复发。已有多个系统评价和 Meta 分析证明胰腺癌术后辅助治疗的价值,可以减少死亡风险 23%～30%。辅助治疗的手段包括化放射治疗和化学治疗。

(1)同期化放射治疗:1985 年美国胃肠肿瘤研究组首次证实 5-FU 同期化放射治疗在可切除胰腺癌术后辅助治疗中的作用,中位生存期辅助化放射治疗组为 20 个月,明显优于观察组的 11 个月。欧洲胰腺癌研究协作组(ESPAC)的 ESPAC-1 临床试验,是 2×2 析因设计,研究结果认为胰腺癌术后 5-FU 辅助化学治疗优于辅助化放射治疗,但该研究存在设计缺陷,研究结论也存在争议。

(2)辅助化学治疗:吉西他滨为公认的不可切除或晚期胰腺癌的标准治疗方案,其在辅助治疗效果如何非常值得探讨。

关于胰腺癌术后辅助治疗的手段及药物应如何选择,2013 年台湾学者对胰腺癌术后辅助治疗的最新 Meta 分析显示:氟尿嘧啶辅助化学治疗降低死亡风险

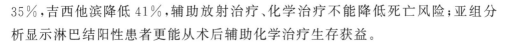

35％,吉西他滨降低 41％,辅助放射治疗、化学治疗不能降低死亡风险;亚组分析显示淋巴结阳性患者更能从术后辅助化学治疗生存获益。

2.姑息化学治疗

国内外研究表明,大约 60％的胰腺癌患者在确定诊断时已发生远处转移,25％患者为局部晚期,不能行根治性切除术,中位生存期仅为 6～9 个月,不可手术切除的患者 5 年总体生存率不足 5％。姑息化学治疗是不能行根治性切除术晚期胰腺癌主要的治疗手段之一,但由于疗效欠佳一直存在争议。

(1)吉西他滨单药:Burris 等发表的Ⅲ期随机临床试验,首次证实了吉西他滨单药治疗晚期胰腺癌优于 5-FU 单药,奠定了吉西他滨单药化学治疗成为晚期胰腺癌标准的一线治疗地位。吉西他滨单药作为标准一线治疗的疗效仍然不尽如人意,为进一步提高生存获益,很多新药(包括细胞毒药、靶向药物)被尝试与吉西他滨联合应用于晚期胰腺癌。

(2)吉西他滨＋细胞毒药物:卡培他滨为 5-FU 前体药物,有研究表明,卡培他滨在胰腺癌组织中选择性活化,对治疗胰腺癌有一定的应用价值。

S-1(替吉奥)是一种氟尿嘧啶衍生物口服抗癌剂,它含有 3 种成分:①替加氟,为前体药物;②吉美嘧啶,为 5-FU 的代谢酶二氢嘧啶脱氢酶的抑制剂;③奥替拉西,能够阻断 5-FU 的磷酸化。S-1 具有以下优势:①能维持较高的血药浓度并提高抗癌活性;②明显减少药毒性;③口服给药方便。S-1 在胃癌、食管癌等已证实疗效显著。

清蛋白结合型紫杉醇利用清蛋白作为载体,来提高肿瘤外药物浓度,在提高用药剂量的同时降低毒性。

吉西他滨联合清蛋白结合型紫杉醇、卡陪他滨、S-1 较吉西他滨单药治疗晚期胰腺癌可提高缓解率,改善无进展生存和总生存,但需注意联合方案毒副作用及患者的选择。

(3)吉西他滨＋靶向药物:靶向药物治疗恶性肿瘤是近年临床研究的重点和热点,小分子酪氨酸激酶抑制剂、多靶点激酶抑制剂及单克隆抗体在实体瘤中获得显著效果,这些靶向药物也被尝试应用于胰腺癌。

目前临床证据并不支持吉西他滨联合靶向药物,有待进一步的临床试验和新药研究。

(4)非吉西他滨方案:由于吉西他滨单药抑或吉西他滨联合方案疗效及毒副作用仍不尽如人意,一些非吉西他滨方案的研究试图挑战吉西他滨标准一线方案的地位。

（5）二线治疗：一线化学治疗失败者，对于体力状态尚佳的复发性病例可以考虑进入临床试验或采用二线治疗，对于之前一直未使用吉西他滨的患者可以试用吉西他滨，反之则选用氟尿嘧啶类为基础的化学治疗方案。若一般情况较差者则应予最佳支持治疗。

参 考 文 献

[1] 王亚燕.消化疾病诊疗学[M].长春:吉林科学技术出版社,2019.

[2] 金珍婧.消化系统疾病基础与诊治实践[M].北京:科学技术文献出版社,2019.

[3] 赵磊.现代临床消化系统疾病治疗学[M].上海:上海交通大学出版社,2019.

[4] 张海荣.临床消化疾病诊疗学[M].长春:吉林科学技术出版社,2017.

[5] 周晰溪,夏漾辉,陈东银.消化系统疾病中西医治疗[M].北京:金盾出版社,2019.

[6] 李旭红.消化内科基础与临床[M].北京:科学技术文献出版社,2019.

[7] 陈美月.实用消化内科学[M].天津:天津科学技术出版社,2018.

[8] 韩桂华.消化内科疾病诊疗精粹[M].北京:中国纺织出版社,2019.

[9] 吴明.实用消化内科疾病诊治[M].北京:科学技术文献出版社,2019.

[10] 白骋.消化内科诊疗学研究[M].天津:天津科学技术出版社,2018.

[11] 吕璟.新编消化内科护理常规[M].石家庄:河北科学技术出版社,2018.

[12] 候晓利.消化系统疾病防与治[M].北京:中国中医药出版社,2017.

[13] 刘菲,徐斐.消化内科常见疾病临床指南以及临床研究进展[M].上海:同济大学出版社,2017.

[14] 杜闻博.消化系统疾病内科诊治[M].北京:科学技术文献出版社,2019.

[15] 邢国辉.临床消化系统疾病学[M].上海:上海交通大学出版社,2018.

[16] 熊艳.消化内科临床与进展[M].长春:吉林科学技术出版社,2019.

[17] 李曙晖,杨立东,单靖.精编消化内科疾病诊疗学[M].长春:吉林科学技术出版社,2019.

[18] 封杨.实用内科疾病诊治[M].西安:西安交通大学出版社,2016.

[19] 贺延新.新编消化内科学[M].上海:上海交通大学出版社,2018.

［20］韩燕.常见消化系统疾病诊治［M］.北京：科学技术文献出版社,2019.

［21］刘天成.内科疾病临床研究［M］.北京：中医古籍出版社,2016.

［22］苏振华.现代临床消化内科学［M］.上海：上海交通大学出版社,2018.

［23］高歌.内科疾病诊疗与护理［M］.长春：吉林科学技术出版社,2016.

［24］孙小明.实用消化内科诊疗技术［M］.北京：科学技术文献出版社,2017.

［25］钟晓鸣.内科疾病诊疗常规［M］.北京：科学技术文献出版社,2016.

［26］左光熙.消化系统疾病诊疗指南［M］.长春：吉林科学技术出版社,2019.

［27］潘圣学.实用消化内科诊疗［M］.北京：科学技术文献出版社,2019.

［28］石丽红.实用消化病学［M］.北京：科学技术文献出版社,2017.

［29］程鹏.肿瘤内科疾病临床诊疗学［M］.长春：吉林科学技术出版社,2016.

［30］赵希军.内科疾病诊疗学［M］.北京：科学技术文献出版社,2016.

［31］韩冰冰.消化内科诊疗技术［M］.昆明：云南科技出版社,2017.

［32］刘盈海.实用消化内科学［M］.北京：科学技术文献出版社,2017.

［33］刘丹丹.消化系统疾病临床与实践［M］.昆明：云南科技出版社,2019.

［34］栗华,刘明,王拥军.消化内镜诊疗技术［M］.北京：科学技术文献出版社,2017.

［35］孔令建.消化内科疾病诊疗理论与实践［M］.北京：中国纺织出版社,2018.

［36］贾淑华.无症状消化内科疾病的诊治经验［J］.健康之路,2016(1):91-92.

［37］王庆军.消化内科疾病治疗的研究进展［J］.医疗装备,2016,29(9):200-201.

［38］张君玉.消化内科疾病的临床护理常见问题及预防策略［J］.世界最新医学信息文摘,2017(45):245.

［39］陈党军,聂宇红.无痛胃肠镜在消化内科疾病诊疗中的应用价值［J］.临床合理用药杂志,2019,12(2):108-109.

［40］玉香元.消化内科疾病的临床护理常见问题及预防策略［J］.世界最新医学信息文摘,2019(49):239.